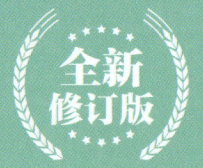

协和专家教你
孕期宜忌全知道

马良坤 主编
北京协和医院妇产科主任医师 教授

电子工业出版社
Publishing House of Electronics Industry
北京·BEIJING

未经许可，不得以任何方式复制或抄袭本书之部分或全部内容。
版权所有，侵权必究。

图书在版编目（CIP）数据

协和专家教你孕期宜忌全知道：全新修订版 / 马良坤主编 . — 北京：电子工业出版社，2023.9
ISBN 978-7-121-46118-7
Ⅰ.①协… Ⅱ.①马… Ⅲ.①妊娠期－妇幼保健－基本知识 Ⅳ.① R715.3
中国国家版本馆 CIP 数据核字（2023）第 158598 号

责任编辑：郝喜娟
印　　刷：北京市大天乐投资管理有限公司
装　　订：北京市大天乐投资管理有限公司
出版发行：电子工业出版社
　　　　　北京市海淀区万寿路 173 信箱　　邮编：100036
开　　本：720×1000　1/16　印张：11　字数：229 千字
版　　次：2017 年 4 月第 1 版
　　　　　2023 年 9 月第 2 版
印　　次：2023 年 9 月第 1 次印刷
定　　价：59.80 元

凡所购买电子工业出版社图书有缺损问题，请向购买书店调换。若书店售缺，请与本社发行部联系，联系及邮购电话：(010) 88254888，88258888。
质量投诉请发邮件至 zlts@phei.com.cn，盗版侵权举报请发邮件至 dbqq@phei.com.cn。
本书咨询联系方式：zhoulin@phei.com.cn。

前言

"怀孕"听起来就是一个美好的词语，它让女性有了一个更温柔的身份——妈妈。女性从得知怀孕的那一刻起，兴奋、紧张，想拼尽全力给肚子里的宝宝最好的呵护，同时，还有点畏首畏尾，生怕做得太多，又担心做得不够……

怀孕期间怎样合理搭配营养，让胎宝宝健康成长？孕妈妈补充叶酸是不是越多越好？孕妈妈可以适当地进行哪些运动？孕期应该长多少体重？哪些食物是孕妈妈不适合吃的？日常生活中要注意哪些细节？如何确切知道TA长到多大了？TA什么时候有心跳，什么时候有胎动，什么时候有表情？……在怀孕的过程中，孕妈妈会体会到种种苦乐酸甜，会有种种不适，又夹杂着对胎宝宝的期待与渴望。

不少孕妈妈对新生命的孕育与诞生、孕期饮食宜忌、生活细节宜忌等问题的认识都不够清晰。带着为孕妈妈解答诸多疑问的初衷，结合我在妇产科门诊多年的临床经验，并参考《中国居民膳食指南（2022）》中的"孕妇膳食指南"、《运动处方中国专家共识（2023）》中的孕后和产后女性运动建议，以及《中国妇女妊娠期体重监测与评价（2021）》对孕期体重增长的指导意见，本书在原来的基础上做了内容提升，希望能在饮食、运动、体重等方面给予孕妈妈切实、科学、准确的孕期指导，让本书成为孕妈妈必不可少的孕期生活指南。

看看医生的指导、听听过来人的建议，诚祝孕妈妈们，平平安安度过一个完美孕期！

目 录

绪 论

做个孕前检查更安心 ... 13	胎宝宝40周成长轨迹 ... 17
算算预产期，安心等待宝宝的到来 ... 16	

1 Chapter 孕1月 预防胎宝宝畸形，继续补充叶酸

孕1月 饮食宜忌

宜

继续补充叶酸，预防胎宝宝畸形	24
不挑食、不偏食，正常吃饭	26
多吃鱼，促进胎宝宝的脑部发育	26
多喝水，避免泌尿系统感染	26
适量补充维生素 B_6，预防孕吐	26

忌

过量服用叶酸	27
贪享酸食无节制	27
想吃什么吃什么	27
不健康食物黑名单	28
刺激性食物	29
吸烟、饮酒	29

孕1月 生活细节宜忌 ... 30

宜

早孕试纸，准确又方便	30
保持外阴清洁	31
适当做些家务，有助于缓解烦躁情绪	31
做胎教调节孕期生活	31

忌

剧烈运动	31
性生活	31
随意用药	32

孕1月 协和专家会诊室 ... 33

2 Chapter 孕2月 增强体力，缓解害喜

孕2月 饮食宜忌 ... 36

宜

清淡为主，避免油腻食物	36
坚持少食多餐	36
吃些缓解孕吐的食物	36

多吃点新鲜蔬菜、水果，喝点果蔬汁	36	**孕 2 月　生活细节宜忌**	41
吃玉米，促进胎宝宝的大脑发育	37	**宜**	
多喝水，别"牛饮"	37	适当运动能缓解孕吐	41
适当多吃豆类食品补充磷脂	37	散步——几乎适合所有孕妈妈的安胎运动	41
吃点凉拌菜打开胃口	37	听舒缓的音乐能促进胎宝宝发育	41
多吃"快乐"食物，减轻孕期抑郁	38	注意防滑，避免摔倒	41
可以准备些健康小零食	38	远离噪声	42
		衣服分类整理好	42
忌		孕 6 周后，需要选择医院开始建档了	42
滥用补品	39	**忌**	
常吃油条	39	自行用止吐药	43
吃过咸的食物	39	做仰卧起坐	43
吃过多菠菜	39	作息不规律	43
吃两个人的饭量	40	情绪暴躁	43
吃零食无节制	40	**孕 2 月　协和专家会诊室**	44
常吃路边摊	40	**专题　孕 2 月 关怀职场孕妈妈**	45

3 Chapter　孕 3 月　度过流产的危险期

孕 3 月　饮食宜忌	48	适量吃苹果，缓解孕期反应	50
宜		适量食用水果	50
增加优质蛋白质，来点牛奶、鸡蛋和豆腐	48	**忌**	
每天吃点坚果，促进胎宝宝的大脑发育	48	主食吃得少	51
多吃有抗辐射功效的食物	48	盲目节食	51
怀多胞胎一般需要服用膳食补充剂	48	生吃食物	52
每天吃 1 个鸡蛋，促进胎宝宝的生长发育	49	过多食用粗粮	52
肠胃不好吃点发面主食	49	用水果代替正餐	52
补充维生素 D，强化骨骼，保持皮肤健康	49	易致流产的食物	53
每月吃 2~3 次猪肝，补铁补血	49	易引起身体不适的食物	54

孕3月　生活细节宜忌		确认医院和医生的可靠性	58
宜		检查血型，排查母婴溶血反应	59
注意流产征兆	55	**忌**	
警惕瘢痕妊娠	55	乱用化妆品	60
多晒太阳，补充维生素D	55	使用清凉油	60
做NT筛查，进行早期排畸	56	用香薰	60
最好将产检医院作为你的生产医院	58	长时间蹲坐	60
根据位置选择医院	58	孕3月　协和专家会诊室	61
考察医院的设施	58		

4 Chapter　孕4月　防止胎宝宝发育不良

孕4月　饮食宜忌	64	吃皮蛋	67
宜		吃热性调料	67
保证足够的热量供应	64	喝蜂王浆进补	67
吃些含碘的食物，促进甲状腺发挥作用	64	孕4月　生活细节宜忌	68
合理补充维生素C，预防妊娠纹	64	**宜**	
从现在开始少吃盐，避免孕中晚期水肿	65	做唐筛，计算出生唐氏儿的危险系数	68
多吃深色水果，摄取植物化学物	65	唐筛的"补考"：羊水穿刺	70
孕中期需要增加蛋白质的摄入量	65	经常清洁乳房	71
少吃甜食，避免肥胖和妊娠糖尿病	65	坚持戴胸罩，保持乳房美观	71
忌		自己开车要留心行路安全	71
大吃大喝	66	穿出美丽，穿出健康	71
经常吃油炸食品	66	**忌**	
经常吃火锅	66	忽视腹泻	72
生吃田螺、生蚝	66	忽视牙齿问题	72
过量吃榴梿	67	孕4月　协和专家会诊室	73
过多喝茶	67		

5 Chapter 孕 5 月 补钙，促进胎宝宝骨骼发育

孕 5 月 饮食宜忌 … 76

宜
- 孕中期，每天钙需求量为 1000 毫克 … 76
- 钙和维生素 D 一定要同补 … 76
- 孕中期补钙可以食物 + 钙片 … 76
- 妊娠糖尿病患者要选低脂、脱脂奶 … 77
- 多补充能促进胎宝宝视力发育的营养素 … 77
- 多吃富含 β- 胡萝卜素的食物 … 77
- 经常喝粥 … 78
- 注意荤素搭配 … 78
- 适当摄取植物油，补充必需脂肪酸 … 78

忌
- 补钙过量 … 79
- 补铁同时喝牛奶或服钙剂 … 79
- 饭后马上吃钙片 … 79
- 用豆浆代替牛奶 … 79
- 过量进食 … 80
- 只吃精米精面 … 80
- 经常食用黄油 … 80
- 食用含铅量高的食物 … 80
- 吃饭太快 … 80
- 吃久存的土豆 … 80

孕 5 月 生活细节宜忌 … 81

宜
- 孕 20 周后应密切监测血压变化 … 81
- 定期查看宫高和腹围 … 81
- 上下楼梯注意安全 … 82
- 选择防滑鞋 … 82
- 最好买调整型哺乳内衣，生完孩子也能穿 … 82
- 乳头内陷要及时矫正，以免影响哺乳 … 83
- 疲劳困乏，及时调整状态 … 83
- 身体状态允许的情况下，适当增加运动强度和运动时间 … 83
- 背部舒展运动，改善孕中期腰背疼痛 … 84

忌
- 长时间站立、行走或静坐 … 85
- 不注意睡姿 … 85
- 戴隐形眼镜 … 86
- 装修 … 86
- 接触 X 线 … 86
- 用暖宝宝取暖 … 86
- 房间随意摆放花草 … 86

孕 5 月 协和专家会诊室 … 87

6 Chapter 孕 6 月 预防缺铁性贫血

孕 6 月 饮食宜忌 … 90

宜
- 补铁，预防缺铁性贫血 … 90
- 补铁首选动物性食物 … 90
- 植物性食物可作为补铁的次要选择 … 91
- 同时补充维生素 C，促进铁吸收 … 91
- 适当饮用孕妇奶粉，弥补营养不足 … 91
- 喝些酸奶，促进肠道健康 … 91

适当吃些鱼头	92
经常更换烹饪油的品种	92
按照油的烟点选择烹饪方式	92
多吃防止黄褐斑的食物	92
多吃促进乳房发育的食物	93
补充牛磺酸，促进胎宝宝的视网膜发育	93

忌

轻视加餐	94
把无糖饮料当水喝	94
经常吃快餐	94
长期高脂肪饮食	94

孕6月　生活细节宜忌

宜

孕20~24周做B超大排畸	95
了解B超大排畸并不是万能的	95
做B超的时候要把胎宝宝叫醒	96
睡会儿午觉，精神好	96
尽量不要更换洁面产品	96
游泳，锻炼全身	96
按摩乳房，促进乳腺管畅通	97

忌

睡觉的时候压着乳房	98
过多刺激乳头	98
用含有磨砂颗粒的洗面奶	98
久站或久坐	98
穿紧口袜	98
孕6月　协和专家会诊室	99
专题　孕6月关怀职场孕妈妈	101

7 Chapter　孕7月　数胎动、做糖耐，降低生产风险

孕7月　饮食宜忌　104

宜

五谷豆类，粗细混搭，每天至少吃4种	104
水果每天任选2种，蔬菜至少4种	105
肉类每天至少1种	105
蛋类每天1种	105
每天来点奶或奶制品	105
豆制品来1种	105
每天任选1种坚果，一掌心的量就够	106
适量食用花生，预防产后缺乳	106
宜吃香蕉、牛奶、海鱼等缓解郁闷情绪	106
吃些含钙食物，预防腿抽筋	106

忌

膳食纤维过量	107
过多食用动物性脂肪	107
进食容易产气的食物	107
过多摄入碳水化合物	107
过量食用鱼肝油	107
盲目喝孕妇奶粉	108
忽略补锌	108
过量吃荔枝	108
盲目用阿胶补血	108

孕7月　生活细节宜忌　109

宜

通过胎动判断胎宝宝的宫内情况	109
孕24~28周，要做妊娠糖尿病筛查	110
括约肌锻炼助顺产	112
做面部按摩，让脸色红润	112
选择最舒适的站姿	112
俯身弯腰时要轻慢	112
经常和准爸爸聊聊天	112

忌	
把早产征兆当成假性宫缩	113
完全不用抗生素	113
突然吹空调或电扇	113
穿过紧的内裤	114
家中铺地毯	114

忽视指甲变薄	114
总担心自己变丑	114
运动后马上睡觉	114
穿系鞋带的鞋子	114
用发泡地垫	114
孕7月　协和专家会诊室	**115**

孕8月　预防妊娠高血压

孕8月　饮食宜忌	**118**
宜	
控制体重增长,每周最多增加0.5千克	118
孕晚期蛋白质的每日摄入量要增加至85克	118
蛋白质要以植物性食物为主要来源	118
多吃含铜量高的食物,预防胎膜早破	119
继续补钙和铁	119
注意控制盐分和水分的摄入,预防水肿	119
吃些紫色食物,保护胎宝宝的心脏	119
适当吃些猪血,预防胎宝宝贫血	119
重视痔疮,加速排便	120
增加膳食纤维,预防孕中晚期便秘	120
忌	
盲目大量滥补维生素	121
补充膳食纤维又不爱喝水	121
常吃生的凉拌菜	121
吃致敏食物	121
用豆制品替代牛奶	121
喝糯米甜酒	122
过量吃葡萄	122
饭后马上吃水果	122
吃马齿苋	122
单一食用红薯当主食	122

孕8月　生活细节宜忌	**123**
宜	
预防妊娠高血压	123
排查异常水肿	123
单纯性妊娠水肿无须特殊治疗	123
注意血压,预防并发症——先兆子痫	124
腹部瘙痒,不用太急	124
行动不便,做不到的事不要勉强	124
正确应对呼吸急促	124
保持积极乐观的心态	125
及时检查胎位	125
纠正胎位不正的胸膝卧式	125
开始准备哺乳垫和哺乳胸罩	126
要留意皮肤过敏	126
预防和缓解胃灼热	126
忌	
长途旅行	127
自己开车	127
拿高处的物品	127
留长指甲	127
迷信胎梦	127
音乐胎教声音过大	128
轻视孕晚期焦虑	128
孕妈妈独自去做产检	128
按摩合谷穴、足三里穴	128
孕8月　协和专家会诊室	**129**

9 Chapter 孕9月 控制胎宝宝体重增长过快

孕9月 饮食宜忌 … 132

宜
- 饮食以量少、丰富、多样为主 … 132
- 要少食多餐，减轻胃部不适 … 132
- 果蔬打成汁，饮用时不过滤 … 132
- 每周吃1~2次菌藻类食物 … 132
- 补充高锌食物帮助分娩 … 133
- 补充维生素C降低分娩风险 … 133
- 适当吃些富含维生素B_1的食物 … 133

忌
- 多吃果脯 … 134
- 无辣不欢 … 134
- 一次喝太多水 … 134
- 擅自服用铁剂 … 134
- 大补人参 … 134

孕9月 生活细节宜忌 … 135

宜
- 警惕胎膜早破 … 135
- 了解临产征兆，不再手忙脚乱 … 135
- 学会缓解分娩疼痛的方法 … 136
- 开始安排产假，保持好心情 … 138
- 孕妈妈体力大减，要注意休息 … 138
- 提前了解母乳喂养 … 138

忌
- 忽视孕晚期心悸 … 139
- 不注意胎便污染 … 139
- 过性生活 … 139
- 孕晚期久站 … 139
- 完全无运动 … 139
- 去拥挤的公共场所 … 139

孕9月 协和专家会诊室 … 140

10 Chapter 孕10月 随时准备分娩

孕10月 饮食宜忌 … 144

宜
- 临产前要少食多餐 … 144
- 产前宜补充锌 … 144
- 重点补充维生素B_1，保证热量充足 … 144
- 准备好两个产程的饮食 … 145
- 可以适量补充巧克力 … 145
- 每天1根香蕉，防便秘、稳定情绪 … 145
- 喝些蜂蜜水，可缩短产程 … 145

忌
- 吃难以消化的食物 … 146
- 剖宫产术前吃东西 … 146
- 剖宫产术前喝水 … 146
- 剖宫产术前进补 … 146
- 剖宫产术前吃易产气的食物 … 146

孕10月 生活细节宜忌 … 147

宜		忌	
准备好待产包	147	过性生活	150
认真规划去医院的路线	148	去拥挤的公共场所	150
了解分娩信息，忘掉恐惧	148	进行坐浴	150
布置房间，拆洗被褥和衣服	148	分娩前未排净大小便	150
购买婴儿专用洗护用品	148	**孕 10 月　协和专家会诊室**	151
摇摆骨盆，使分娩更顺利	149		

11 Chapter 特殊孕妈妈宜忌
——也能像正常孕妈妈一样生活

糖尿病孕妈妈
饮食宜忌　153

宜
平稳控糖"五低两高一适量"	153
灵活加餐，不让血糖大起大落	153
多选用低血糖指数食物	153

忌
闻糖变色，不吃主食	154
经常吃纯糖食物及其制品	154
吃水果无节制	154
不渴不喝水	154

生活细节宜忌　155

宜
妊娠糖尿病自我检测	155
运动后做好血糖监测	155
常活动四肢，预防和延缓糖尿病动脉血管病变	155

忌
粗粮细做	156
烹饪时间过长	156
吃得太快	156
运动后马上进食	156
爱用煎炸方式烹饪	156

高血压孕妈妈
饮食宜忌　157

宜
每天盐摄入量控制在 5 克以下	157
每天摄入 3500 毫克钾，钠钾平衡稳定血压	157

忌
毫无节制进食	158
饮食太油腻	158
增加肾脏的负担	158
晚餐吃太多	158
夜宵吃得多	158

生活细节宜忌　159

宜
连续几次测量血压居高不下，需引起重视	159
做好水肿检查，预防妊娠高血压	159
养足精神，平稳血压	159
没事儿拍一拍，轻松降血压	159

忌
生活环境过度清静	160
忽视孕期打呼噜	160
晚饭吃得太晚	160
吃饭时不专心	160

高血脂孕妈妈
饮食宜忌 161
宜
吃对肉，降低脂肪摄入 161
烹饪有技巧，减少肉类脂肪 161
海鱼是降血脂的好帮手 162
多摄入膳食纤维 162
饭前喝汤可控制血脂 162

忌
食用高油脂食物 162
隐性脂肪 163
喝汤速度快 163

生活细节宜忌 164
宜
产前检查做仔细 164
做舒缓、适宜的运动有助于远离高血脂 164
加速体内废物排出 164
每天洗温水澡 164
甩甩手、踮踮脚，调脂降压 165

忌
排斥药物疗法 165
情绪过于激动 165
枕头过高、过软 165

乙肝孕妈妈
饮食宜忌 166
宜
重症乙肝，控制蛋白质 166
绿色、红色食物搭配，养好肝 166
适量增加高膳食纤维食物 166
吃水果要适量、有选择 166

忌
过多摄入脂肪 167
碳水化合物摄入过多 167
盐摄入超量 167
贪吃煎炸食物、甜食 167

生活细节宜忌 168
宜
孕前要做乙肝病毒抗原抗体检测 168
孕前9个月，注射乙肝疫苗 168
检验结果提示活动性乙肝，要告知儿科医生 168

忌
母乳喂养 169
无良好的睡眠习惯 169
不坚持定期复查 169
劳累过度 169
抑郁、经常发怒 169

多胎孕妈妈
饮食宜忌 170
宜
按照"三餐两加餐"的饮食规律进食 170
可补充孕妇奶粉 170
适量增加能对抗水肿的食物 170
适当服用补充剂 171

忌
营养增加不足 171
抗拒营养补充剂 171

生活细节宜忌 172
宜
多胎孕妈妈一定要定期进行产前检查 172
多胎孕妈妈及早住院待产 172
事先咨询医生是否实施剖宫产 172
适当使用除纹霜，预防妊娠纹 173
使用托腹带 173
要保证充足的睡眠 173

忌
盲目运动 173

附 录
产前记住一些用力要领 174
练练缩紧阴道的分腿助产运动 176

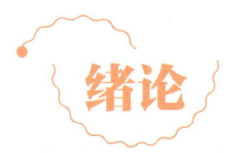

做个孕前检查更安心

备孕女性的孕前检查时间应在月经干净后的 3~7 天内,检查前需要空腹,且不要夫妻同房,检查时最好选择宽松、便于穿脱的衣物。

备孕妈妈孕前常规项目检查

检查项目	检查内容	检查目的	检查方法	检查时间
身高体重	测出具体数值,评判体重是否达标	如果体重过轻或过重,最好先调整体重,将其控制在正常范围内	用秤、标尺来测量	备孕前3个月
血压	血压的正常数值:高压＜120毫米汞柱;低压＜80毫米汞柱	若孕前发现血压异常,及早治疗,有助于安全度过孕期	用血压计测量	备孕前3个月
血常规、血型	白细胞、红细胞、血红蛋白、血小板、ABO血型、Rh血型等	是否有贫血、感染等,也可预测是否会发生血型不合等	指尖采血、静脉采血	备孕前3个月
尿常规	尿糖、红细胞、白细胞、尿蛋白等	有助于肾脏疾病的早期诊断,如有肾脏疾病需要治愈后再怀孕	尿液检查	备孕前3个月
生殖系统	白带常规	是否患有性传播疾病、卵巢囊肿、子宫肌瘤、宫颈上皮内病变,要做好孕前咨询、必要的治疗和生育指导	通过阴道分泌物、宫颈涂片及B超检查	备孕前3个月
肝肾功能	包含肝肾功能、血糖、血脂等项目	有肝肾疾病的女性怀孕后可能会出现病情加重、早产等情况	静脉采血	备孕前3个月
口腔检查	龋齿、未发育完全的智齿及其他口腔问题	怀孕期间,原有的口腔问题容易恶化,严重的还会影响胎宝宝的健康。因此,口腔问题要在孕前解决掉	口腔检查	备孕前3个月
甲状腺功能	促甲状腺激素(TSH)、游离甲状腺素(FT4)、甲状腺过氧化物酶抗体(TPOAb)、尿碘水平	怀孕可使甲状腺疾病加重,也会增加甲状腺疾病的发生风险。而未控制的甲状腺疾病会影响后代的神经和智力发育	静脉采血	备孕前3个月

备孕妈妈孕前特殊项目检查

检查项目	检查目的
乙肝病毒抗原、抗体检测	乙肝病毒可以通过胎盘引起宫内感染,或者通过产道引起感染,可能导致胎宝宝出生后成为乙肝病毒携带者。做此项检测可让备孕妈妈提早知道自己是否携带乙肝病毒,如果是的话可以及早采取防护措施
糖尿病检测	怀孕会加重胰岛的负担,可能会出现严重并发症,因此备孕妈妈要做空腹血糖检测,有糖尿病高危因素者应进行口服葡萄糖耐量试验
遗传病检测	备孕夫妻生育过遗传病患儿或一方有遗传病家族史,建议做此项检查
传染病检测	艾滋病、梅毒等病具有传染性,会严重影响胎宝宝的健康,做此项检测可让备孕妈妈及早发现自己是否患有传染病
TORCH全套检查	检查备孕妈妈是否感染弓形虫、风疹病毒、巨细胞病毒、单纯疱疹病毒等,备孕妈妈一旦感染这些病毒或寄生虫,怀孕后可能会流产、死胎,引发胎宝宝畸形、新生儿先天智力低下和神经性耳聋等
染色体检查	可进行染色体检查,必要时进行基因检测

马大夫告诉你

2010年4月22日,国家免费孕前优生健康检查项目正式启动,为计划怀孕夫妻免费提供一系列的孕前优生保健服务,主要包括优生健康教育、病史询问、体格检查、临床实验室检查、影像学检查、风险评估、咨询指导等。建议计划怀孕夫妻在准备怀孕前3~6个月可到户口所在地或现居住地指定的定点医疗机构如妇幼保健院参加免费孕前优生健康检查。

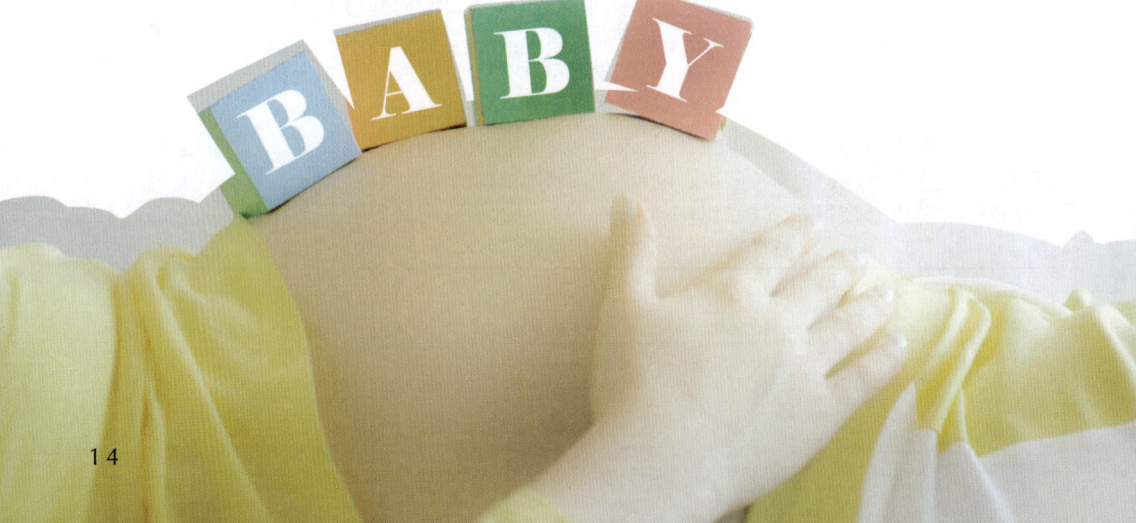

备育爸爸特殊项目检查

检查项目	检查目的
血常规、血型	检查有无贫血、血小板减少等血液病,以及 ABO 血型、Rh 血型等
血糖	检查是否患有糖尿病
血脂	检查是否患有高脂血症
肝功能	检查肝功能是否受损,是否有急(慢)性肝炎、肝癌等肝脏疾病的初期症状
肾功能	检查肾脏是否受损,是否有急(慢)性肾炎、尿毒症等疾病
内分泌激素	必要时检查
精液检查	如有不育问题,了解精子是否有活力或是否少精、弱精。如果少精、弱精,则要进行治疗,加强营养,并戒除不良生活习惯,如抽烟、酗酒、穿紧身内裤等
男性泌尿生殖系统检查	检查是否有隐睾、睾丸外伤、睾丸疼痛肿胀、鞘膜积液、斜疝、尿道流脓等情况,这些对下一代的健康影响极大
传染病检查	如果未进行体格检查或婚检,那么肝炎、梅毒、艾滋病等传染病检查也是很有必要的
全身体格检查	全身检查有无系统性疾病

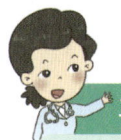

马大夫告诉你

1. 检查前一天一定要洗澡,保证身体干净、卫生。
2. 检查前一天晚上 10 点后至检查当天早晨保持空腹,做好抽血准备。
3. 远离烟酒及油腻、糖分高的食物,在妻子怀孕前尽量都不要碰。
4. 为了精液检查的准确性,检查前 3~5 天不能有性生活,但也不能间隔时间太长。

正常精液的指标

精液量:每次 2~6 毫升。不足 1.5 毫升为精液过少症,而超过 8 毫升则为精液过多症。

精液 pH 值:7.2~8.0。

精子形态:正常形态精子不少于 15%。

精液中精子数量:每毫升 2000 万以上。

精子活力:70% 以上精子是活的。

算算预产期，安心等待宝宝的到来

确定怀孕后，孕妈妈最想知道的就是宝宝何时出生。根据预产期预算法则，从最后一次月经的首日开始往后推算，怀孕期为40周，每4周计为1个月，共10个月。

> 预产期月份＝末次月经月份－3（相当于第2年的月份）或＋9（相当于本年的月份）

例如：末次月经日期是2024年5月，预产期就应该是2025年2月。

> 预产期日期＝末次月经日期＋7（如果得数超过30，减去30以后得出的数字就是预产期的日期，月份则延后1个月）

例如：末次月经日期是2024年5月15日，所以预产期就应该是2025年2月22日。

预产期不是精确的分娩日期，只是个大概的时间。据统计，只有13%左右的女性在预产期当天分娩，所以未按预产期分娩也不要太过紧张。在孕37~42周出生都是正常的，80%~90%的孕妈妈都在这个时间段内分娩。

虽然预产期并不是确定的分娩日期，但计算好预产期可以知晓宝宝安全出生的时间范围，进入孕37周应随时做好分娩准备；不要过于焦虑，如果到了41周还没有分娩征兆，可以住院观察或听从医生安排。

孕妈妈经验分享

没记住末次月经日期，怎么推算预产期？

一般情况下，孕周和预产期都是按末次月经算的，如果没记住末次月经的时间，那么可以根据孕早期的B超结果推算孕周。我做产检的时候就遇到了好几个没记住末次月经的孕妈妈，都是根据B超结果大致推算出了她们的孕周和预产期。

胎宝宝 40 周成长轨迹

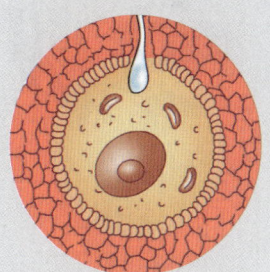

第 1 周

其实是末次月经期

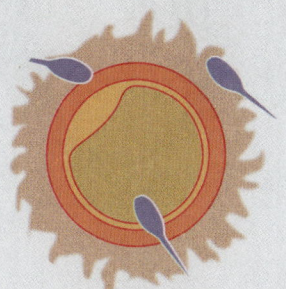

第 2 周

精卵结合期

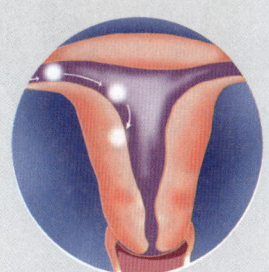

第 3 周

受精卵完成着床

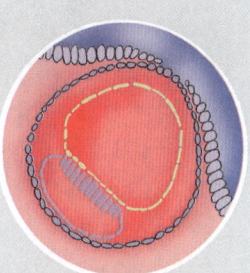

第 4 周

细胞开始分裂

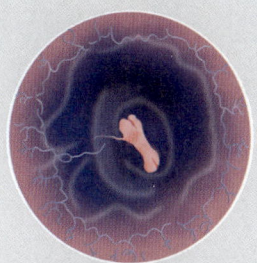

第 5 周

可见胎囊
（只在怀孕早期可见到）

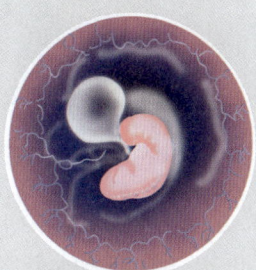

第 6 周

有胎芽和胎心跳

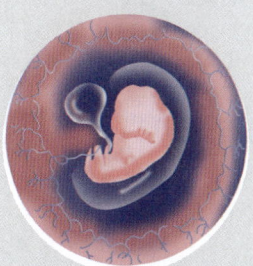

第 7 周

具有人的雏形

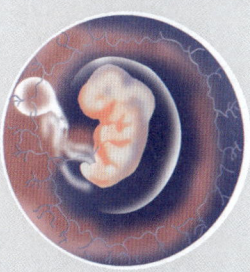

第 8 周

手脚开始萌发出来

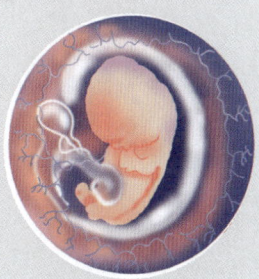

第 9 周

头大于体干，胎盘发育

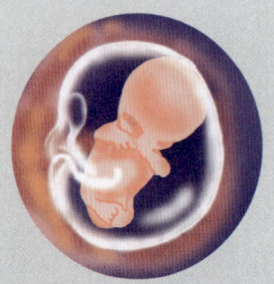
第10周
各器官形成

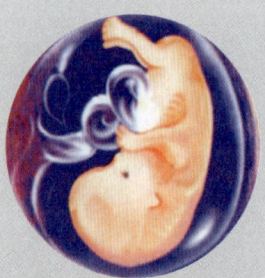
第11周
各器官继续发育，胎盘清晰可见

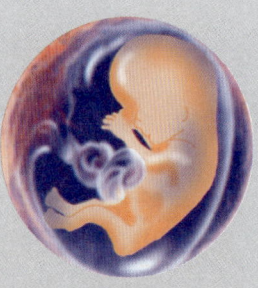
第12周
外生殖器清晰可辨，四肢可活动

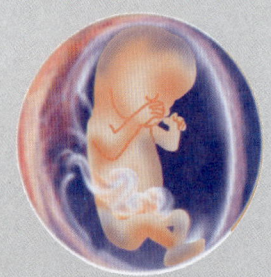
第 13 周
长出眼睛，但眼睑紧紧闭合

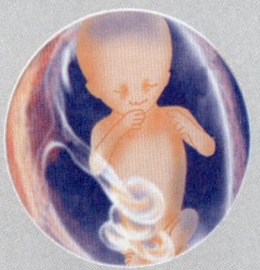
第 14 周
能皱眉、做鬼脸、吸吮自己的手指

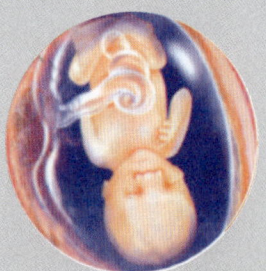
第 15 周
在羊水中练习呼吸

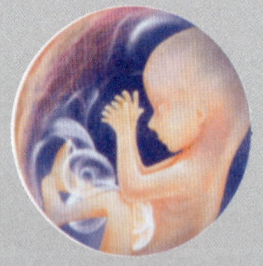
第 16 周
长出毛发，有呼吸运动

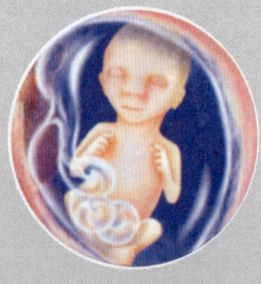
第 17 周
出现胎动

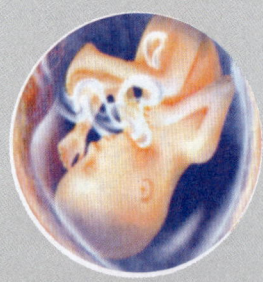
第 18 周
能听到声音了

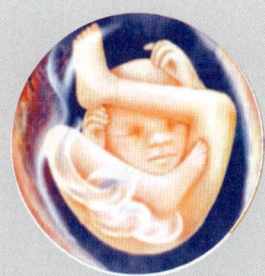
第19周
出现皮脂

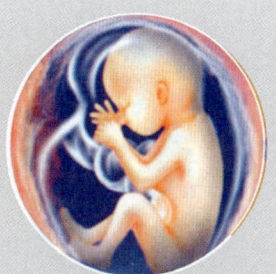
第20周
出现排尿、吞咽功能

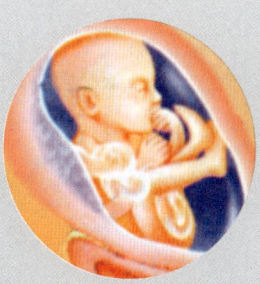
第21周
脑部出现海马沟

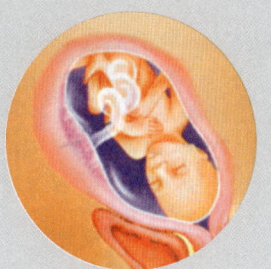
第22周
恒牙牙胚逐渐发育

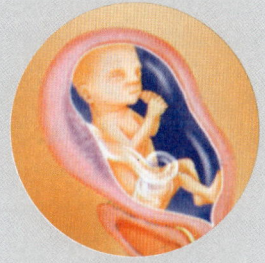
第23周
骨骼、肌肉长成，视网膜形成，具备了微弱的视觉

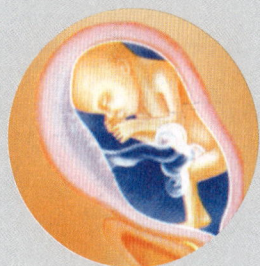
第24周
各器官已发育，长出眉毛

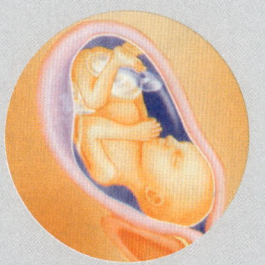
第25周
开始长肉了

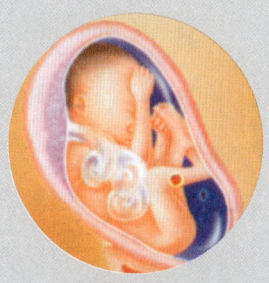
第26周
对外面的声音越来越敏感

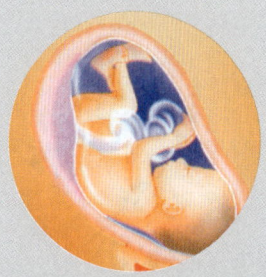
第27周
能清楚听见声音，会打嗝了

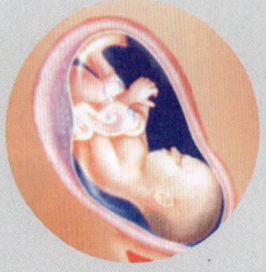

第 28 周
开始形成睡眠周期

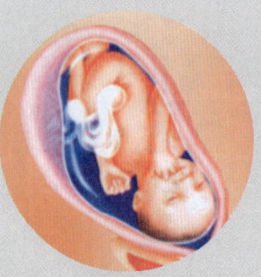

第 29 周
大脑迅速发育

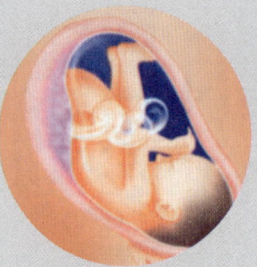

第 30 周
眼睛可自由开闭，胃、肠、肾等内脏器官发育完善

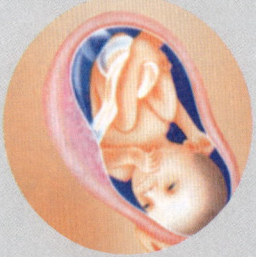

第 31 周
会跟着光线移动头了

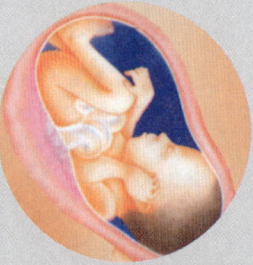

第 32 周
长出脚指甲，此时出生能存活了

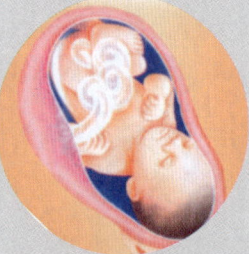

第 33 周
骨骼变硬了，皮肤变红润了

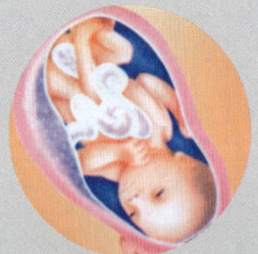

第 34 周
建立白天睁眼、晚上闭眼的习惯

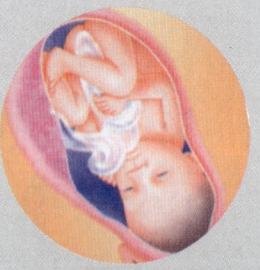

第 35 周
肾脏已经能排泄废物了

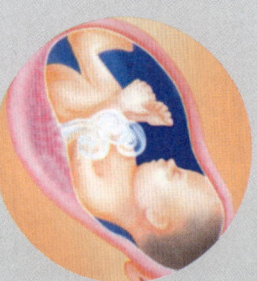

第 36 周
覆盖全身的绒毛和胎脂开始脱落

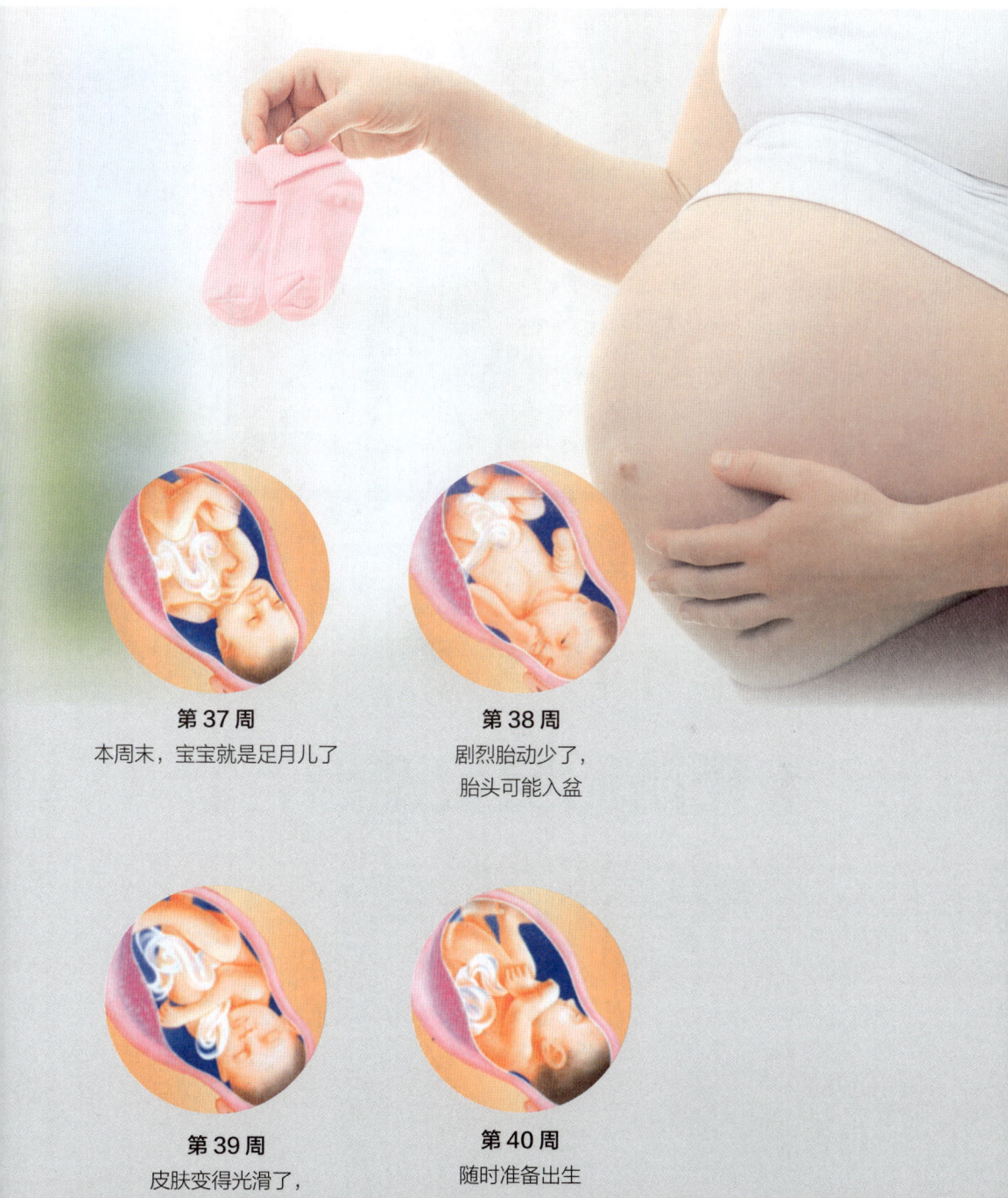

第37周
本周末，宝宝就是足月儿了

第38周
剧烈胎动少了，胎头可能入盆

第39周
皮肤变得光滑了，做好出生准备

第40周
随时准备出生

Chapter 1

孕1月
预防胎宝宝畸形，
继续补充叶酸

| 胎宝宝
有话说 | 一颗"冲锋陷阵"的小精子，打败了三亿多个对手，冲破重重阻力与卵子结合，然后完整地诞生了我，虽然我现在还只是个小胚芽，但是我会很快长大，请妈妈给我充分的营养和保护吧！|

| 马大夫
温馨提示 | 孕妈妈在备孕期就应该补充叶酸，孕期也要继续补，补充叶酸要持续整个孕期。|

胎宝宝：还是一颗受精卵

一颗强壮的精子来到孕妈妈体内，遇到了卵子，结合成为受精卵时已经是第2周了。从这以后还需要5~7天，不断分裂的受精卵才逐步在子宫内着床。这样算来，受精卵在第3周完成着床。

孕妈妈：微微感觉到小生命的萌发

大多数孕妈妈在这个月可能还没什么感觉。有的孕妈妈会有乳房硬硬的感觉，乳晕颜色会变深，乳房变得很敏感，触碰时有可能引起疼痛。孕妈妈的卵巢继续分泌雌激素，能促进乳腺发育。

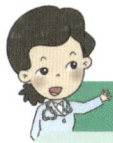

马大夫告诉你

怀孕和感冒不要傻傻分不清

怀孕初期的一些征兆有些像感冒，如体温升高、头痛、精神疲乏、脸色发黄等，这时候还特别怕冷，很容易让没有经验的孕妈妈以为自己感冒了。如果打针、吃药，对胎宝宝的伤害可能很大。

因此，备孕女性要时刻提醒自己有可能怀孕，需要用药的时候要先想到这个问题，以免错误用药。

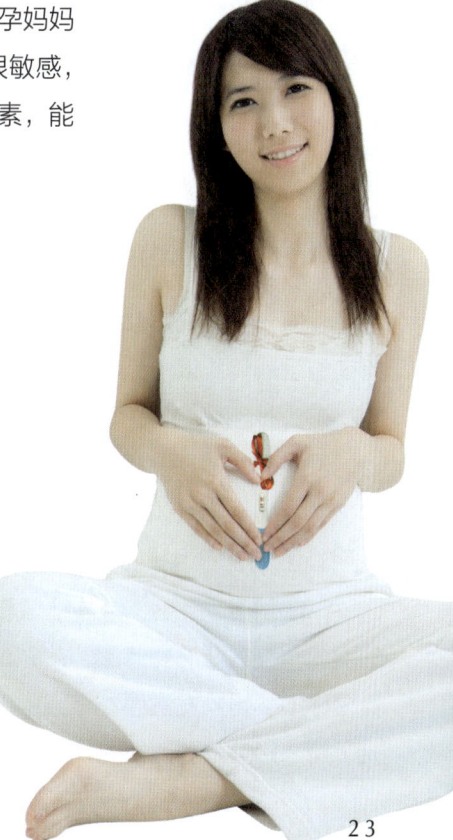

孕1月 饮食宜忌

继续补充叶酸，预防胎宝宝畸形

叶酸能有效预防神经管畸形

叶酸是一种水溶性B族维生素，最初是从菠菜叶中发现的，所以被称为"叶酸"。叶酸是胎宝宝大脑发育的关键营养素，孕期适当补充可预防胎宝宝神经管畸形。如果母体叶酸缺乏，会造成胎宝宝神经管闭合不正常，造成无脑儿、智力低下、脊柱裂等出生缺陷。

扫一扫
听马大夫说怀孕

对胎宝宝	缺乏叶酸	对孕妈
造成发育迟缓、无脑儿、脊柱裂等		易出现胎盘早剥、巨幼红细胞贫血、妊娠高血压等

孕前补了，孕期也要继续补

任何一位孕妈妈都要补充叶酸。孕妈妈在备孕期就应该补充叶酸，孕期仍要继续补充，而且要持续整个孕期。

虽然孕早期是胎宝宝神经系统发育的关键期，但补充叶酸并不能仅限于孕早期，因为在孕中期、孕晚期，胎宝宝DNA的合成，胎盘、母体组织和红细胞的增加，都需要消耗叶酸，此时缺乏叶酸容易导致孕妈妈发生巨幼红细胞贫血、先兆子痫、胎盘早剥等情况。

孕期每日需摄入叶酸600微克

孕妈妈对叶酸的需求量比普通人大，每日需要约600微克才能满足胎宝宝的生长需求和自身需要。由于我国育龄女性体内叶酸含量普遍偏少，因此孕期更要重视叶酸的补充。

天然叶酸只能从食物中摄取

人体不能自己合成叶酸,只能从食物中摄取天然叶酸,因此应该牢记这些叶酸含量多的食物,让它们经常出现在你的餐桌上。

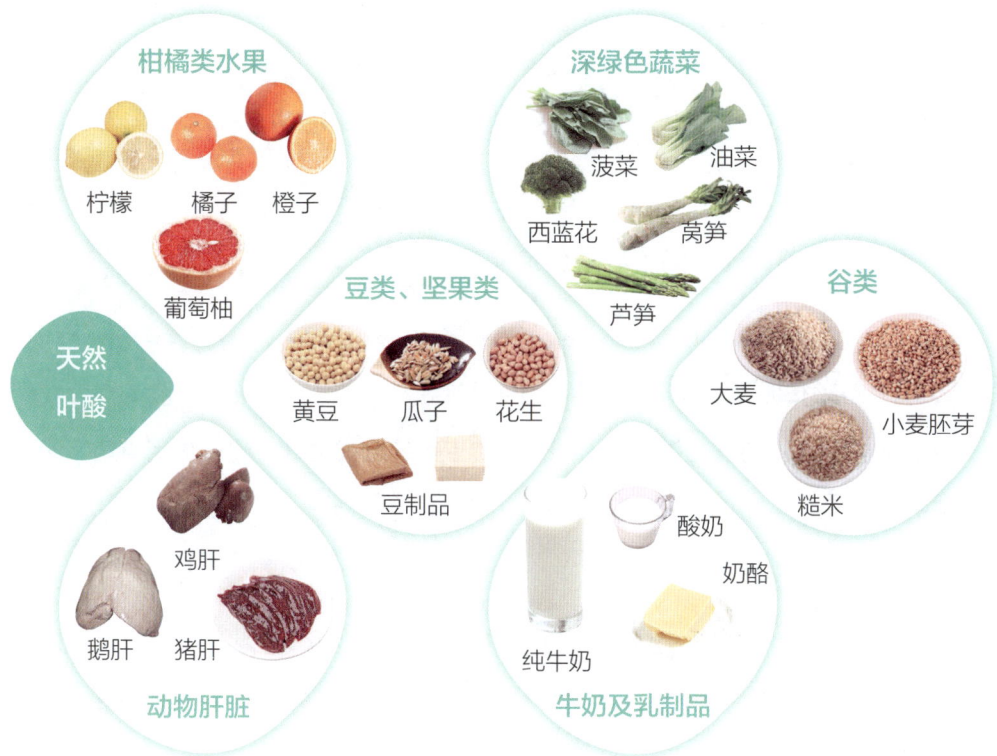

食物补不够,叶酸片来补

含叶酸的食物很多,但由于叶酸具有不稳定性,遇光、遇热容易损失,所以人体真正能从食物中获得的叶酸并不多。例如,蔬菜储存 2~3 天后叶酸可损失一半,在烹饪过程中叶酸也会有损失。也就是说,除去烹饪加工的损失,叶酸的实际吸收利用率大概只有 50%,如果仅靠食物补,很难达到身体所需的量。

因此,在以食补为主的基础上,适当补充叶酸制剂是很有必要的。叶酸片主要用于纠正饮食中叶酸摄入不足的情况,但是不能脱离食物而单纯依靠制剂,任何一种营养素的补充都要以食物为基础。一般在正常饮食的情况下,每天服用 400 微克的叶酸片或复合维生素片等,即可满足一日的叶酸需求。

不挑食、不偏食，正常吃饭

刚一得知孕妈妈怀孕的消息，家里人就开始迫不及待地给她补充营养。孕期饮食非常重要，摄入的营养不仅为孕妈妈自身提供养分，还为宝宝的发育提供营养。毫无疑问，孕妈妈需要比平时消耗更多的热量，需要更多的营养，但是怀孕第一个月时完全可以延续之前的饮食习惯。现在生活条件好，食物种类丰富，孕妈妈只要平时不挑食、不偏食，摄入的营养就能够满足早期胎宝宝发育了。

> **孕妈妈经验分享**
>
> **不必拼命吃，否则肉都长自己身上了**
>
> 如果刚怀孕就大补特补，生怕孩子输在"起跑线"上，那么胎宝宝不需要的营养就会全部长在自己身上，反而容易造成肥胖。
>
> 我怀孕的时候虽然没有出现这个情况，但我有个同事就是这样的，她当时怀孕第一个月就长了3千克，整个孕期下来体重超标不说，生完也没恢复，直到现在还很胖。

多吃鱼，促进胎宝宝的脑部发育

孕妈妈多吃鱼，特别是深海鱼，能促进胎宝宝的脑部发育。建议食用青鱼、沙丁鱼、鲐鱼等海鱼。

多喝水，避免泌尿系统感染

怀孕后，孕妈妈的阴道分泌物会增多，给细菌滋生创造了条件。由于女性尿道口和阴道距离较近，尿道容易被感染。多喝水，多排尿，可帮助冲洗尿道，保持泌尿系统洁净；同时，多喝水有助于保持体内环境平衡，防止水电解质紊乱。

适量补充维生素 B_6，预防孕吐

孕吐是孕妈妈常见的早孕反应，会让孕妈妈变得没有食欲，精神不济。研究表明，维生素 B_6 能缓解孕早期出现的恶心、呕吐现象，帮助孕妈妈放松心情，而且有利于胎宝宝的大脑和神经系统发育。瘦肉、禽类、鱼类、谷类、豆类、坚果中富含维生素 B_6。

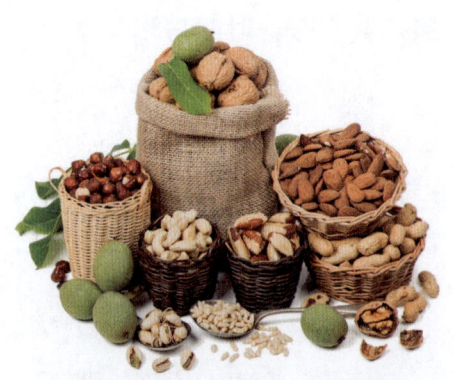

吃坚果对脑部发育很有益处，特别适合孕妇和儿童食用

过量服用叶酸

过量服用叶酸的三方面危害

叶酸在孕育过程中的作用非常显著,但是过量服用叶酸会带来很多害处。主要有:①会掩盖维生素 B_{12} 缺乏的早期表现,导致胎宝宝神经系统受损害。②可能影响锌的吸收,导致锌缺乏,进而使胎宝宝发育迟缓,低体重儿出生率增加。③会干扰抗惊厥药物的作用,诱发惊厥。

马大夫告诉你

先检测血清叶酸水平、叶酸代谢障碍基因,再有针对性地补充叶酸。

乱用叶酸片

叶酸片每片含 400 微克叶酸,可预防胎宝宝神经管畸形,而市场上有一种治疗贫血用的"叶酸片",每片含 5 毫克叶酸,相当于前者的 12.5 倍。女性在备孕期及孕早期切忌服用大剂量的叶酸片,应听从医生的指导,不要自己乱买药、滥服药。

贪享酸食无节制

有些孕妈妈因为早孕反应比较强烈,所以想吃酸味食物来调节。需特别注意的是,这时不宜吃加工的酸味食物,如酸菜、泡菜等,因为这些腌泡的酸性食物难以保证营养及卫生。可改食无害的天然酸性食物,如番茄、樱桃、杨梅、石榴、橘子、草莓、葡萄等。

想吃什么吃什么

虽然孕期提倡正常饮食,不偏食、不挑食,但是零食和易导致流产的食物要远离。

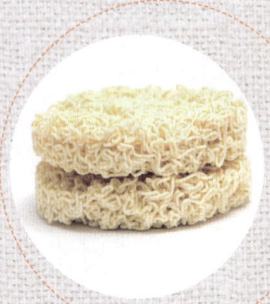

方便面
含有较多的人工色素和防腐剂，而且除了热量，基本毫无营养可言，孕期不宜食用。

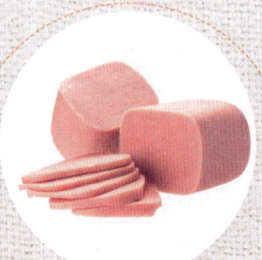

加工肉类副食
火腿肠等加工肉类食品属于高盐、高脂食物，不仅没有营养，还容易造成肥胖。

不健康食物黑名单

碳酸饮料
含糖量高，大量饮用会导致身体摄入的糖分超标，易引起妊娠糖尿病。碳酸饮料中还含有咖啡因和二氧化碳，容易造成宫缩、腹胀、钙质流失等，孕妈妈不宜多喝。

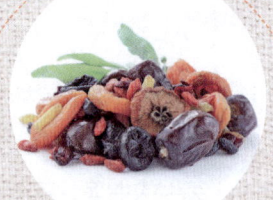

果脯、蜜饯类
属于高糖、高热量食品，孕妈妈不宜多吃，以免损伤牙齿、造成肥胖。

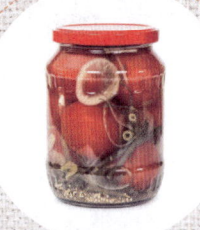

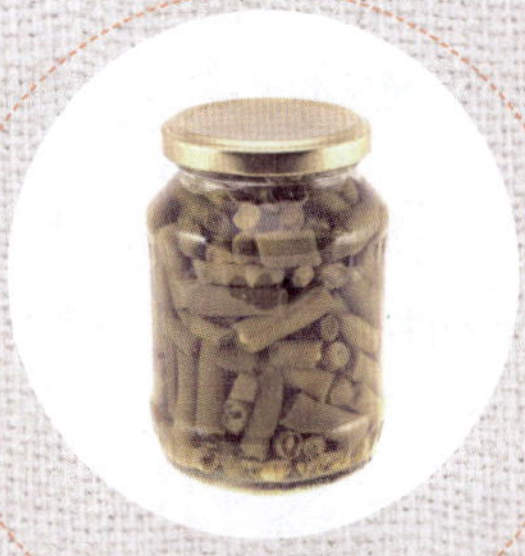

水果罐头
一般含有添加剂，属于高糖食品，孕妈妈不宜吃。

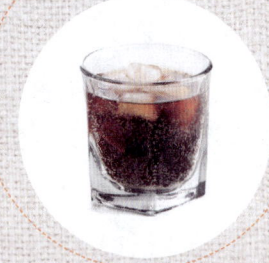

奶油制品
奶油属于高热量食物，而且奶油制品尤其是蛋糕中多含有色素，不利于胎宝宝的神经发育，不宜多吃。

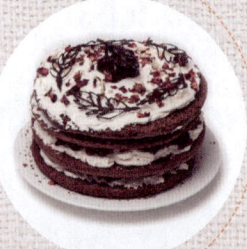

腌制酱菜等
含盐量高，而且含有亚硝酸盐，多吃易致胎宝宝畸形。

刺激性食物

一般来说，葱、姜、蒜、辣椒、芥末、咖喱粉等调味品，能提升食物的味道，促进食欲。但是，这些食物一般具有较重的辛辣味道，过量食用容易给胎宝宝带来不良的刺激。

另外，在怀孕期间，孕妈妈大多会呈现血热阳盛的状态，这些辛辣食物性质都属辛温，容易导致孕妈妈出现口干舌燥、口疮等不适。

吸烟、饮酒

烟草中的尼古丁能抑制卵子的输送和受精卵的着床，或使受精卵的着床部位发生异常。另外，吸烟会降低机体的免疫功能。

酒精能通过胎盘进入胎宝宝体内，直接对胎宝宝产生毒害作用，不仅使胎宝宝发育缓慢，而且可造成某些器官的畸形与缺陷，如小头、小眼、下巴短，甚至发生心脏和四肢的畸形。

马大夫告诉你

不小心喝酒了怎么办？

有的宝宝可能是意外之喜。孕早期怀孕的症状并不明显，有的孕妈妈在不知道自己怀孕的情况下喝了酒，想要宝宝又担心喝酒对宝宝的健康有影响，那该怎么办呢？

首先，要镇定。因为只有最好的卵子和最强大的精子才能通过层层阻力结合成为受精卵，所以每一个受精卵都是最强壮的"孩子"。孕妈妈喝了酒，自身会分解掉一部分酒精。如果此时宝宝"不胜酒力"，可能会自己悄悄"流掉"，这也是一个优胜劣汰的过程。如果宝宝安然无事，那说明 TA 已经通过考验，可以先放心。

其次，还要到医院检查，将自己喝酒的时间、频率、酒量等详细情况告知医生，让医生进行有针对性的检查，并谨记，孕期检查的每项内容都不能缺少，以便全面监控宝宝的发育情况。

孕1月
生活细节宜忌

宜

早孕试纸，准确又方便

一向规律的"大姨妈"突然迟到了，想要确认是否怀孕，可使用早孕试纸验证。根据说明正确使用试纸，测试准确率接近100%。

早孕试纸其实就是利用尿液中所含的hCG（人绒毛膜促性腺激素）进行检查。hCG是怀孕女性体内分泌的一种激素，存在于尿液及血液中。一般的验孕棒或早孕试纸利用装置内的单株及多株hCG抗体与尿液中的抗原结合呈现一定的反应，从而判定怀孕与否。因此要知道早孕试纸多久能验出怀孕，就必须先了解怀孕之后，多久才会产生hCG。

同房 → 同房后精卵结合所需时间：1~3天 → 受精卵穿过输卵管进入子宫所需时间：3~4天 → 受精卵着床所需时间：2~3天 → 着床之后，受精卵通过胎盘和子宫相连，胎盘就会产生hCG

受精后7天左右，尿液中才会有hCG，但这时候浓度很低，不易测出。至少再等2~3天，大概受精后10天，hCG浓度高一点才能测出来。如果排卵时间和着床时间都推迟了，那么可能需要14天左右才能测出怀孕。

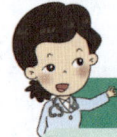

马大夫告诉你

使用早孕试纸别被"诈和"

市面上有各种各样的早孕试纸和验孕棒，验孕的原理都是一样的，购买的时候一定要买正规厂家生产的正规产品，以免检测结果不准确。

另外，在测试的时候注意一些细节可以让测试结果更准确，如尿液标本现采现试，别用久置的尿液；用晨尿测试，测试前夜尽量少喝水；不要使用即将过期的试纸，以免影响检测结果。

保持外阴清洁

女性特殊的生理构造决定了清洁生殖器官的重要性。孕妈妈应每天用温度适宜的温水，从前向后清洗外阴，并用消毒过的干净毛巾擦干。内衣、内裤也要经常更换。

适当做些家务，有助于缓解烦躁情绪

孕妈妈在这个月可以适度做一些家务或运动，有助于缓解烦躁情绪，使心情舒畅，还可以起到锻炼的作用。但是，做家务时要注意避免登高爬低，也不可长时间蹲着，还要避免长时间接触冷水，或使用刺激性强的洗涤剂。

做胎教调节孕期生活

胎教包含的内容很多，如抚摸、对话、读诗、唱歌、画画等，这些不同的胎教方式能在不同的方面刺激胎宝宝的发育。孕妈妈注重胎教，除有利于胎宝宝的发育以外，也能帮助孕妈妈调节孕期生活，使孕期更有意义。

剧烈运动

孕期运动有助于分娩，但是一些剧烈运动要避免：大力跳跃、震动性很强的运动，如跳绳、踢毽子、骑自行车等；快速移动或突然改变方向的运动，如快跑、网球、羽毛球等；所有竞技运动，如骑马、跆拳道等；压迫腹部的运动，如仰卧起坐、屈腿上抬等。

扫一扫
听马大夫说怀孕

性生活

准爸爸一定要节制自己的性欲，如果发现妻子怀孕，应在孕12周内避免性生活，以降低流产的风险——此时胚胎正处于发育阶段，特别是胎盘和母体宫壁的连接不紧密，进行性生活容易造成流产。即使性生活十分小心，由于孕妈妈盆腔充血，子宫收缩，也可能造成流产。

随意用药

怀孕期间,孕妈妈抵抗力下降,容易患病,这就涉及孕期用药的问题。为了母婴健康,孕期安全、合理地用药非常重要。

孕妈妈用药,要根据药物对胚胎或胎宝宝的危险性来判定。1979年美国药物和食品管理局根据动物实验和临床实践经验,将孕期药物分为A、B、C、D、X五大类。

孕期药物安全分级

分类	对胎宝宝的危害	药物
A类(安全)	动物实验和临床实践未见对胎宝宝有伤害,是一种安全的药物	维生素B、维生素C、维生素E、叶酸等
B类(相对安全)	动物实验显示对胎宝宝有伤害,但临床实践未证实	青霉素家族、头孢菌素类药物、甲硝唑、林可霉素、红霉素、布洛芬、吲哚美辛、毛花苷C等
C类(相对危险)	动物实验证实对胎宝宝有致畸或杀胚胎的作用,但临床实践未证实	氧氟沙星、阿昔洛韦、齐多夫定、巴比妥、戊巴比妥、肾上腺素、麻黄碱、多巴胺、甲基多巴、甘露醇等
D类(危险)	临床实践证明对胎宝宝有危害	四环素族、氨基糖甙类、抗肿瘤药物、中枢神经系统镇痛药等
X类(危险)	动物实验和临床实践都证实对胎宝宝有危害,是孕期禁用的药物	沙利度胺、性激素己烯雌酚、大剂量维生素A、大量乙醇等

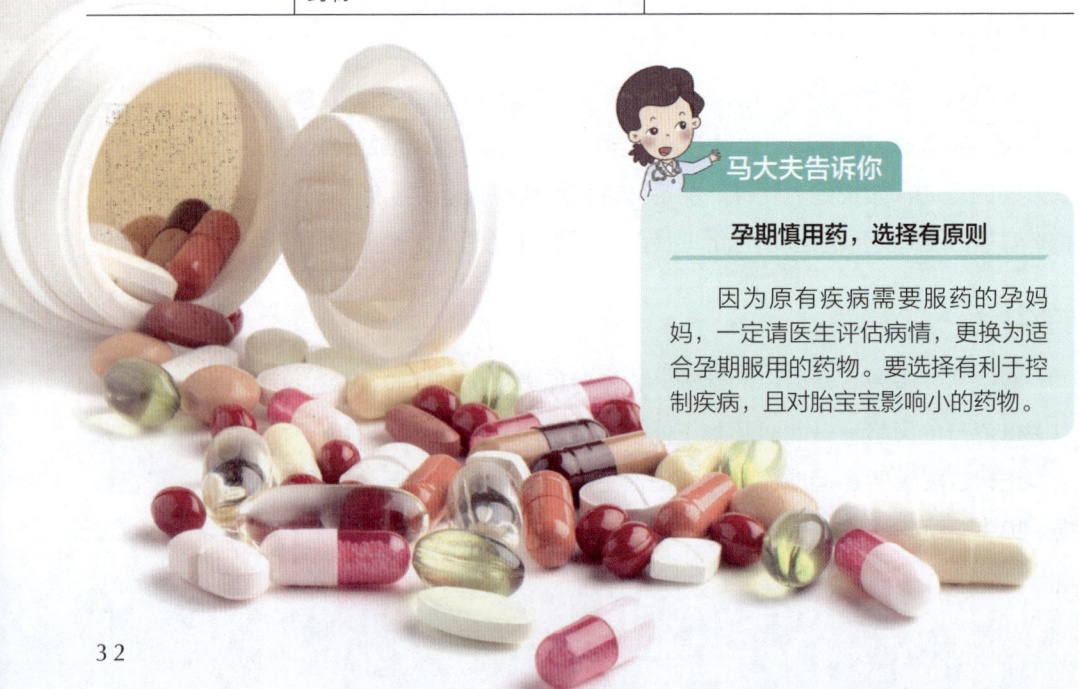

马大夫告诉你

孕期慎用药,选择有原则

因为原有疾病需要服药的孕妈妈,一定请医生评估病情,更换为适合孕期服用的药物。要选择有利于控制疾病,且对胎宝宝影响小的药物。

孕1月 协和专家会诊室

明明确定怀孕了，可是在月经期又见红是怎么回事？

马大夫答：有些已经怀孕的女性，到了正常月经的那天见红了，这时候不要紧张。如果发现血很快止住了，血量又不多，就是正常的。事实上，大约20%的女性会在孕早期有少量出血，其中绝大多数胎宝宝都是正常的。如果出血多，伴随腹痛症状，就需要尽快去医院就诊。

早孕试纸能测出宫外孕吗？

马大夫答：早孕试纸只能测出是否怀孕，无法判断胚胎位置是在宫内还是宫外。早孕试纸可能出现测试结果呈持续弱阳性或假阴性的情况，导致部分女性不确定自己是否怀孕，延误了确认宫外孕的时机，从而出现大出血甚至休克，严重时还会危及生命。所以，不要过分依赖早孕试纸，最有效的方法是去医院做B超检查或做hCG检查。

在不知道怀孕的情况下吃了避孕药，会对胎宝宝有影响吗？

马大夫答："全或无"定律，解释为"不是生存，就是死亡"。定律是这么说的，若用药是在胎龄1周内，对胎宝宝的影响或者是因药物导致胚胎死亡，或者是胚胎不受影响，继续正常发育。也就是说，在这一时期用药，只要胚胎不死亡，就能正常发育。但是，如果对用药的时间记忆比较模糊了，最好去医院检查，向医生咨询用药带来的潜在问题。

孕前没有补充叶酸，会影响胎宝宝发育吗？需要加大补充剂量吗？

马大夫答：之所以强调要在孕前就开始补充叶酸，是为使孕妈妈体内的叶酸维持在一定的水平，以保证胚胎早期就有一个较好的叶酸营养状态。如果孕前没有补充叶酸，首先要判断自己之前的饮食是不是摄入了足够的新鲜蔬果，以及富含蛋白质和钙、铁、锌的食物；其次要坚持产检，尤其不能错过一些必要的排畸检查，只要产检时胎宝宝健康就没问题；最后，不要因为之前没有补充叶酸，孕期就过量补充，叶酸补充过量会导致锌缺乏，使胎宝宝发育迟缓。

Chapter 2

孕2月
增强体力，
缓解害喜

| 胎宝宝
有话说 | 我有了一项新技能——游泳，我可以在羊水中自由自在地活动了，开始也许是无意识的，不过用不了几天我就有意识了。看，我多么能干啊！ |

| 马大夫
温馨提示 | 大部分孕妈妈会在怀孕6周左右出现食欲缺乏、轻度恶心、呕吐、头晕、疲倦等早孕症状，尤其是呕吐。孕吐，民间也称"害喜"，是正常的妊娠反应，不用担心。一般持续到14周左右即可减轻或消失，也有在18周才慢慢减退的，甚至有的人整个怀孕期间都伴有呕吐现象。 |

胎宝宝：已经着床了

孕2月的胎宝宝已经长到葡萄粒大小，但还只能叫作"胚芽"，身长约2.5厘米，体重约4克，相当于1个小樱桃的重量。眼睛开始形成，但眼睑还没有长成；手脚开始萌发出来，就像两只可爱的小短桨；心脏开始出现有规律的每分钟达120次的跳动了。

孕妈妈：腹部不适不要慌，区分原因最重要

孕妈妈的腹部现在看上去仍是"一马平川"，但子宫变化却很明显，不但比怀孕前有所增大，而且变得很柔软。事实上，此时孕妈妈的子宫已接近一个拳头大了，长5厘米左右。当子宫变大时，子宫韧带被拉扯，孕妈妈的腹部可能会有痉挛，有时会有瞬间剧痛，这些都是正常反应，不要紧张。如果对这种疼痛放心不下，就去医院看看，不要因为这件事而产生焦虑情绪。

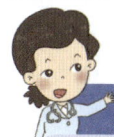

马大夫告诉你

是否孕吐不能作为判断胎宝宝发育的标准

有的孕妈妈吃啥吐啥，可有的孕妈妈孕吐反应极小，甚至有的人整个孕期都不会吐，不孕吐的孕妈妈会疑虑：是不是胎宝宝发育不好呢？孕吐反应是因人而异的，跟个人体质有关，有孕吐正常，无孕吐也不用担心，更不要通过有无孕吐反应去判断胎宝宝的发育好坏。

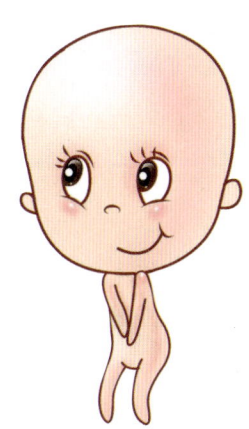

孕2月饮食宜忌

清淡为主，避免油腻食物

油腻食物最容易引起孕妈妈恶心、呕吐，而且需要较长的时间才能消化，因此孕妈妈要避免吃油腻食物。蔬菜、菌菇等食物在烹饪过程中也要注意少油少盐，越清淡越能激发孕妈妈的食欲。

坚持少食多餐

没食欲的时候不要强迫自己吃，有食欲的时候就适当进食，一天可以多吃几顿。还可以随时准备点自己喜欢的食物，既能补充营养，还能避免空腹引起的恶心感。

吃些缓解孕吐的食物

如果你没有特别的饮食偏好，那么不妨选择下面这些食物，既能缓解孕吐，又富有营养，如燕麦面包、麦片、杂粮粥、牛奶、酸奶、水煮蛋、蒸蛋羹、带汤水饺、各种新鲜的蔬菜和水果等。

多吃点新鲜蔬菜、水果，喝点果蔬汁

新鲜的蔬菜和水果富含维生素，可以增强母体的抵抗力，促进胎宝宝的生长发育，还能缓解孕吐，孕妈妈要适当多吃。此外，也可以将蔬菜和水果搭配起来打成果蔬汁饮用，如苹果汁、橙汁、芹菜汁等。

> **孕妈妈经验分享**
>
> **孕吐也是一种幸福体验**
>
> 我怀孕的时候孕吐也挺严重的，但我的心态一直很好，我觉得没什么可苦恼的，反而感觉这是一种挺幸福的体验，是宝宝在向我传达信息，告诉我TA正在一点点长大。我应对恶心、呕吐的办法就是不去厨房，不闻油烟味，见到就感觉恶心的食物坚决不让它再出现。

吃玉米，促进胎宝宝的大脑发育

玉米营养全面，所含的蛋白质能促进胎宝宝的大脑发育，所含的玉米黄素能够保护眼睛健康，对孕妈妈和胎宝宝的视力有益。玉米还富含膳食纤维，可消除便秘，有利于孕妈妈的肠道健康。

多喝水，别"牛饮"

孕妈妈要多补充水分，以满足胎宝宝的羊水需求，并且孕妈妈和胎宝宝的新陈代谢也需要大量水分参与完成。但也不要一口气猛喝，把胃撑满反而会引起不适感。如果吐得很频繁，可以尝试饮用含有葡萄糖、盐、钾的运动饮料，帮助孕妈妈补充因孕吐而流失的电解质。

适当多吃豆类食品补充磷脂

豆类含有丰富的健脑物质卵磷脂，并且富含蛋白质，孕妈妈经常食用可促进胎宝宝的大脑发育。

豆腐、豆腐干等都是很好的豆制品，可以炒、煮、炖等。此外，孕妈妈也可以多喝豆浆，在打豆浆的时候，添加坚果、蔬菜、水果等一同打制，口感多变。

吃点凉拌菜打开胃口

凉拌菜一般味道清爽，如凉拌黄瓜、海藻沙拉、大拌菜等，能对孕吐起到一定的缓解作用，帮助孕妈妈打开胃口。

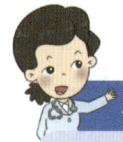

马大夫告诉你

做凉拌菜看似简单，其实有很多小讲究

1. 注意清洁卫生。生拌蔬菜、水果时，一定要用清水将其彻底洗干净，以免残留的农药导致中毒；熟拌时，也一定要将原材料清洗干净，然后将其放入沸水中焯烫或煮熟。

2. 合理使用调味料。凉菜常用的调味料有盐、酱油、醋、植物油、芝麻酱、甜面酱、番茄酱、芥末、葱、姜、蒜、辣椒、白糖等。在使用调味料时要注意：酱油分为老抽和生抽两种，老抽颜色深，适合红烧或制作卤味时使用，凉拌时一般使用生抽；醋不宜放入过早，否则会使鲜绿的菜变成黄色，可以在要上桌时才加入；姜最好切成细末；芝麻酱本身较干，可先用冷开水调稀。

多吃"快乐"食物，减轻孕期抑郁

怀孕后，有些孕妈妈会有烦躁、疲惫等轻度抑郁的情绪，必须及时调整，建议孕妈妈多吃"快乐"食物，减轻孕期抑郁。

扫一扫
听马大夫说怀孕

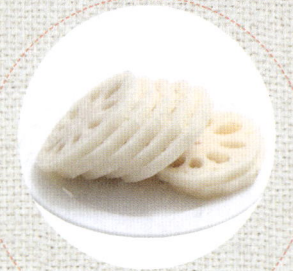

香蕉

所含的酪氨酸能使孕妈妈保持精力充沛、注意力集中。此外，内含的色氨酸能形成一种"满足"激素，让孕妈妈感到幸福，减轻抑郁情绪。

鲜藕

有养血、除烦等功效。取鲜藕片以小火煨烂，加蜂蜜食用，有缓解抑郁的功效。

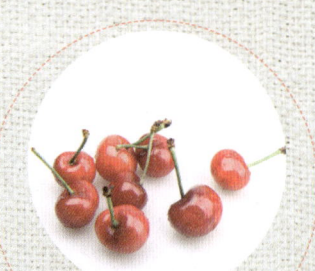

樱桃

富含花青素，能够制造快乐。心情不好时吃20颗樱桃，有助于抵抗情绪低落。

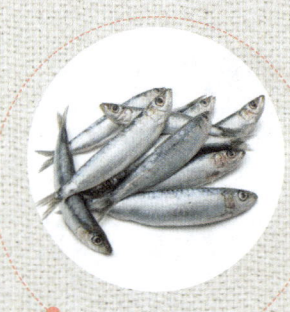

海鱼

所含有的ω-3脂肪酸与抗抑郁药如碳酸锂有类似的作用。

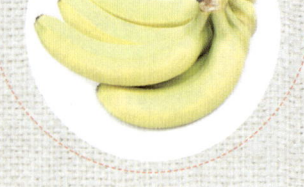

可以准备些健康小零食

孕妈妈可以把喜欢的小零食放在随手可得的地方。适合孕妈妈食用的小零食有核桃、花生、杏仁、榛子等，这些食物含有蛋白质、磷脂、不饱和脂肪酸、矿物质等，有利于胎宝宝的大脑发育。另外，如果早孕反应比较严重，那么平时不敢问津的巧克力、果脯、饼干、糖果等可适当吃一些。

忌

滥用补品

以现在的生活水平，合理饮食基本上都能保证充足的营养，没有必要再另外通过补品大补身体。有些滋补品（如人参、蜂王浆等）中有较多的激素，孕妈妈滥用这些补品会影响正常饮食营养的摄取和吸收，引起内分泌系统紊乱，干扰胎宝宝的生长发育。

常吃油条

油条中含有明矾，明矾是一种含铝无机物，超量进食对大脑极为不利。孕妈妈过量食用油条后，所摄入的铝通过胎盘侵入胎宝宝的大脑，影响大脑发育，增加痴呆儿的发生率。

吃过咸的食物

过咸的食物一般含盐都比较多，而盐中含有大量的钠。在孕期，如果体内的钠含量过多，血液中的钠和水会由于渗透压的改变渗入组织间隙形成水肿。因此，多吃盐会加重水肿，并且使血压升高，建议每日的摄盐量少于 5 克。同时，也要注意老抽、鸡精、豆瓣酱等调味品及腌制食物中隐形盐的摄入。

吃过多菠菜

菠菜是蔬菜中叶酸含量最多的，这样来看它是补充叶酸的好来源。但是，菠菜中还有较多的草酸，草酸会影响身体对钙、锌等矿物质的吸收，不利于孕妈妈的营养补充。

所以，菠菜可以作为补充叶酸的食物，但是不能盲目地大量吃。在烹饪菠菜之前需要将它用沸水焯一下，溶解掉一部分草酸，同时要注意烹饪时间，不宜时间过长，避免营养流失。

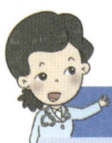

马大夫告诉你

人们在食用菠菜时，往往把根也去掉，其实菠菜根含有膳食纤维、维生素和矿物质，可以食用。

菠菜含有的叶黄素成分对眼睛有益，经常用眼的人及电脑族可以适当多吃。

吃两个人的饭量

虽然孕妈妈为自己和胎宝宝吃饭，但是不等于要吃下两个人的饭量。胎宝宝主要通过胎盘从母体吸收养分，孕妈妈的营养直接关系胎宝宝的发育情况，因此注重饮食营养意义重大，可以说是"一人吃两人补"，但不等于要吃很多。孕期饮食要重质、重营养均衡，而不是一味加量。

孕早期宜增重 2 千克以内

孕 1~3 月，胎宝宝还没有完全成形，器官发育尚未成熟，此时大部分孕妈妈的体重增长较慢，在 2 千克以内。

孕中期胃口好，宜每周增重 0.5 千克以下

孕中期开始，胎宝宝迅速发育，孕妈妈的腹部也将明显凸起，这时孕妈妈的胃口变得好起来，体重增长以每周增加 0.5 千克以下为宜。饮食上注意营养均衡，不偏食、不挑食，同时适度运动，在控制体重的同时也能为分娩做准备。

孕晚期体重上升快，每周增重要控制在 0.5 千克以内

孕晚期胎宝宝的发育较快，孕妈妈的体重上升也较快。大部分的孕期体重都是在孕晚期长上来的，因此孕妈妈一定不要掉以轻心，不能听之任之，最好将体重控制在每周增长不超过 0.5 千克。孕妈妈要及时调整饮食，适当运动。

吃零食无节制

超市里的零食可谓是琳琅满目，很多人都喜欢购置零食当储备食物。虽然并不禁止孕妈妈吃零食，但是不能无节制地吃。一些零食中含脂肪、糖、盐分多，热量高，如薯片、甜甜圈、各种糖果等，过多食用容易造成孕期肥胖、"三高"（即高血脂、高血糖、高血压）等，应少吃或不吃。还有一些零食含有较多的人工色素等添加剂，孕妈妈经常食用会影响胎宝宝的生长发育。

常吃路边摊

路边摊是很多人在上下班路上喜欢光顾的地方，灌饼、麻辣烫、铁板烧、烤串……解馋又解决了早晚餐，但是孕妈妈最好改掉这样的饮食习惯。路边摊的卫生条件比较差，而且有些摊主追求快速，有的食物可能达不到全熟的标准。如果吃到了不熟的肉类，孕妈妈很容易感染弓形虫，严重威胁胎宝宝的健康发育；同时，路边摊食物的味道都比较重，无形中增加了盐的摄入量。

孕2月 生活细节宜忌

宜

适当运动能缓解孕吐

很多孕妈妈因为吃了就吐，加上反复呕吐而体力欠佳，总是躺在床上不想起来。这样只会加重早孕反应，要经常起来走一走，做做轻缓的运动，如户外散步、做孕妇保健操等。运动既能分散孕妈妈对于孕吐这件事的注意力，还能帮助孕妈妈改善恶心、倦怠等症状，有助于减轻早孕反应。

散步——几乎适合所有孕妈妈的安胎运动

散步是一项温和而安全的运动，在天气适宜时，孕妈妈可以到空气清新的地方散散步，能缓解水肿、松弛神经、消除疲劳、稳定情绪。到了孕晚期，散步还可以帮助胎宝宝尽快入盆，为分娩做准备。

孕妈妈在散步时一定要避开车多、人多、台阶多和坡度陡的地方，散步的频率要不急不缓，时间和距离以不劳累为宜；同时宜穿宽松、舒适的衣服，最好穿软底运动鞋。夏天或冬天应注意防暑、防寒，雾天、雨天、雪天不宜散步，以免发生意外。

听舒缓的音乐能促进胎宝宝发育

音乐是胎宝宝最好的精神食粮。音乐胎教就是通过对胎宝宝不断地传输优良的声波，促使其脑神经元的轴突、树突及突触发育，为优化后天的智力及发展音乐天赋奠定基础。音乐有时比语言更能直接地触及人的心灵，并起到安抚的效果。

注意防滑，避免摔倒

孕妈妈在日常生活中要注意细节，家里的浴室、厨房等容易有积水的地方要铺上防滑垫，避免踩水滑倒。平时拖地后，最好先坐一会儿再走动，降低摔倒的风险。

远离噪声

如果噪声太大，会干扰孕妈妈的心绪，使孕妈妈的听力下降，还会让胎宝宝感到不安，影响胎宝宝的脑发育。因此，居室内最好保持安静。如果房子是临街的，最好早早做好隔音准备，可以换隔音效果比较好的窗户。

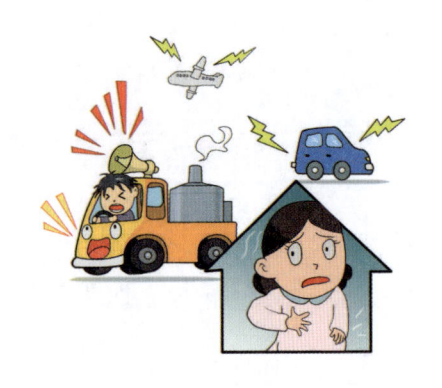

衣服分类整理好

平常买的衣服有各种面料，抽时间归类整理下。暂时先不要穿人造纤维面料的衣服，这种面料容易引起皮肤过敏；容易掉色的衣服也暂时不要穿，避免固色剂通过皮肤进入血液循环，对胎宝宝造成不良影响；纯棉和真丝面料的衣服很适合孕妈妈穿，这些面料的透气性、吸湿性、保温性都比较强。

孕6周后，需要选择医院开始建档了

建档就是孕妈妈在孕6周之后到社区医院办理《母子健康档案》，然后带着相关证件到想要去产检和分娩的医院做各项基本检查；医生看完检查结果，各项指标都符合条件，允许在这个医院产检、分娩的过程。

一般来讲，这个时候孕妈妈需要确立一家医院建档，整个孕期的检查和最后的分娩都在此进行。一般在第一次检查结束后，医生会根据检查结果确定孕妈妈是否符合建档的条件，符合条件的就可以成功建档了。

> **孕妈妈经验分享**
>
> 办理《母子健康档案》是医院建档的前提，《母子健康档案》是为即将添丁的家庭提供一定的保健知识，并记录孕妈妈产前检查和分娩情况的资料，以后宝宝的保健和预防接种都需要使用。每个地方的规定不一样，一定要提前做好电话咨询。在办理的时候，流程没有多么复杂，我去的时候，就拿了夫妻双方身份证、居住证和尿检证明怀孕的单子，办理特别顺利，整个过程大概就10分钟。但是也跑了两趟，第一次去的时候工作人员说逢周一、周四下午才给办理，还是信息收集工作没做到位呀。

忌

自行用止吐药

孕妈妈在有孕吐等不适状况时容易流产。此时如果胎宝宝再受到X光线照射、药物刺激或病原体感染，更容易出问题。孕妈妈如服用抗组胺药，很可能导致胎宝宝畸形。

所以，不要盲目用药。孕妈妈应放松身心，吃些清淡和有助于缓解孕吐的食物。身体虚弱时要住院治疗，可接受静脉注射，如注射葡萄糖、盐水、氨基酸液等，能迅速减轻症状。

做仰卧起坐

在怀孕初期，孕妈妈进行运动要根据自己的身体情况量力而行。运动方式以和缓运动为主，尽可能使身体处于温和、舒服的状态，不要做仰卧起坐等需要腰腹部用力的运动，避免牵动子宫造成流产。

作息不规律

不规律的生活会让孕妈妈的身体抵抗力下降，增加流产的风险。所以，之前作息不规律甚至有熬夜习惯的孕妈妈，在孕期一定要养成规律的作息。可以根据身体情况制订孕期作息表，坚持充实而有规律的生活，对自身和胎宝宝的健康大有裨益。

情绪暴躁

人的情绪变化与内分泌有关，情绪也会反向影响激素分泌。不良情绪会影响胎宝宝的生长发育。孕妈妈的身心健康，有利于改善胎盘供血量，促进胎宝宝发育。

如果孕妈妈在怀孕期间能够保持乐观，宝宝出生后一般性情平和，情绪稳定，不经常哭闹。

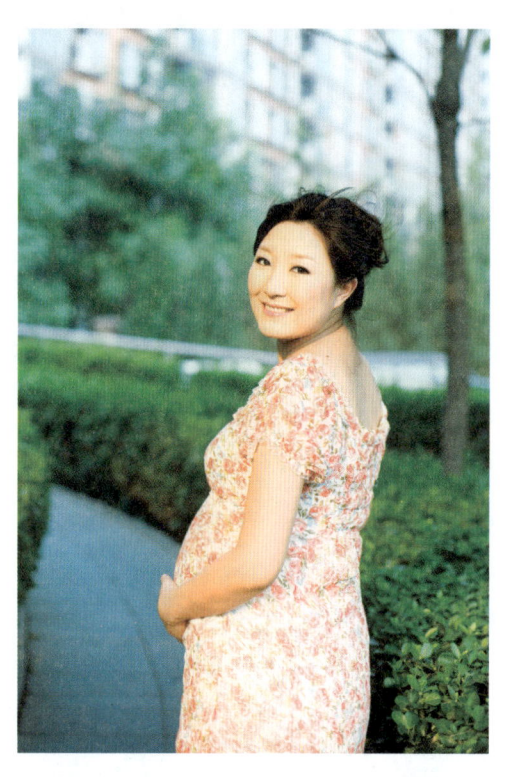

一般来讲，拥有良好情绪的孕妈妈生出的宝宝的智商、情商值都比较高，建议孕妈妈每天都要保持好心情

孕2月 协和专家会诊室

孕期感冒了怎么办？

马大夫答： 普通感冒一般1周左右自愈，可以多喝水、多休息，尽量不吃药。若出现体温升高（不超过38℃），以物理降温为主，如洗温水澡（注意别着凉）、用温毛巾擦拭等。当体温超过38℃时，可遵医嘱吃退烧药，服药后仍高烧不退要及时就医。

孕期要吃燕窝、海参等营养品吗？

马大夫答： 有的孕妈妈家庭条件好，恨不得每天补一只海参、一碗燕窝。目前没有明确研究证明吃这些食物对孕妈妈和胎宝宝有很大的益处，并且海参、燕窝中的营养如蛋白质、碳水化合物及一些矿物质完全可以从普通食物中摄取。如果孕前没吃过燕窝、海参等，孕期也不宜轻易尝试，以免引起过敏反应。

恶心、呕吐会不会耽误胎宝宝生长？

马大夫答： 在孕早期，胎宝宝所需的营养很少，孕妈妈并不需要额外多吃东西，轻度到中度的恶心及偶尔呕吐不会影响胎宝宝的健康。但是如果吃啥吐啥就要加以注意了。

孕期长胖点，生完孩子奶水就多吗？

马大夫答： 孕期的营养是可以为产后泌乳做准备的，但是并不是孕期体重增长越多，产后奶水就越多。产后的奶水受开奶时间、哺乳姿势和方法、饮食、心情及个人体质的影响，并不取决于孕期长胖的程度。孕期要合理饮食，保持合理的体重增长，这样才能使奶水营养均衡、全面。

专题　孕2月 关怀职场孕妈妈

如果是普通工作，可根据个人身体状况来决定怀孕后是否继续工作；但如果从事的工作本身就有危险，为了自己和宝宝的健康，必须要有所取舍。

化工生产工作

经常会接触化学毒物，或经常接触铅、镉、甲基汞等重金属，会增加流产和死胎的危险性。

经常接触辐射的工作

经常接触辐射的工作要远离。辐射虽然看不见摸不着，但对孕妈妈和胎宝宝的危害很大，避开医疗或工业生产放射工作、电离辐射研究及电视机生产等。

医务工作

在传染病流行时，医务人员容易因密切接触患者而被感染。一些传染性病毒，如风疹病毒、流感病毒、麻疹病毒等对胎宝宝的发育影响较大。

其他

高温作业、振动作业、噪声环境中工作、长期站立工作等，应在怀孕期间尽量避开。

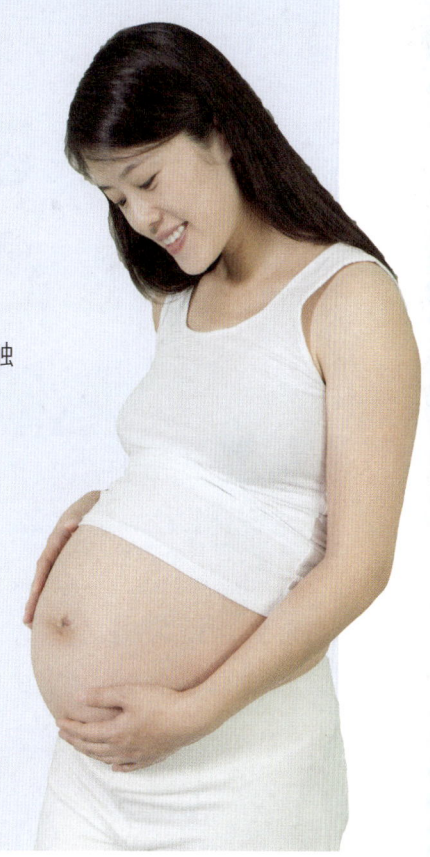

Chapter 3

孕3月
度过流产的
危险期

胎宝宝 有话说	我的身长虽然还不足妈妈的手掌长，但越来越淘气了，时而伸伸胳膊踢踢腿，时而扭扭腰，时而动动手指和脚趾，俨然一个小小运动员。
马大夫 温馨提示	孕早期是流产高发期，当孕妈妈有流产征兆的时候，要及时到医院检查并寻找原因，进行相应处理。

胎宝宝：终于成形了

满3个月的胎宝宝，大小约9厘米，体重约14克，相当于两个圣女果的重量。此时无论是身体器官还是四肢和五官，轮廓都比之前更清晰，已经呈现出明显的人形了。

孕妈妈：触摸子宫时能感觉到宝宝的存在

到这个月末，子宫会长到拳头大小，在下腹部、耻骨联合上缘处可以触摸到子宫底部，此时按压子宫会感觉到宝宝的存在。胎盘覆盖在子宫内层特定部位，开始制造让胎宝宝舒服和正常发育所需的激素。孕11周前后，孕妈妈的腹部可能会出现妊娠纹，腹部正中会出现一条深色的竖线。

马大夫告诉你

对流产的正确态度

当有流产征兆的时候，要及时到医院检查并寻找原因。

大多数流产是因为染色体有问题，这说明胚胎的发育并不正常，这样的胚胎如果强行留下来，也可能发育成畸形或不健康的身体。

而在经超声诊断胚胎发育健康，见到胎芽、胎心的情况下，排除了阴道炎症、宫颈息肉导致的出血问题之后，可以采用休息和保胎治疗等方法。

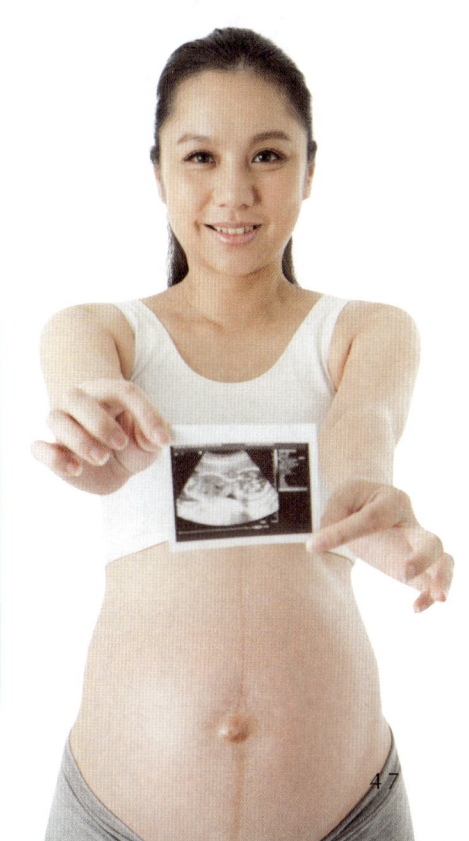

孕3月 饮食宜忌

宜

增加优质蛋白质，来点牛奶、鸡蛋和豆腐

更容易被身体利用的优质蛋白质，是胎宝宝大脑发育必不可少的营养素，富含优质蛋白质的食物有瘦肉、蛋类、牛奶和豆制品等。

每天吃点坚果，促进胎宝宝的大脑发育

不饱和脂肪酸是大脑和脑神经需要的重要营养成分，核桃、瓜子、南瓜子、松子、开心果、腰果等坚果中富含不饱和脂肪酸，孕妈妈可以适量食用。推荐每周50~70克（平均每天10克左右），进食过多容易导致肥胖。

> **孕妈妈经验分享**
>
> 说到核桃，很多孕妈妈都是硬着头皮吃，其实可以不必这么为难，如果直接吃吃不下去，那就用来煮粥、煲汤、打豆浆，不仅能增加口感，还能摄入更全面的营养，一举两得。我在怀孕的时候就特别爱喝豆浆，花生豆浆、核桃豆浆、绿豆核桃豆浆等变着花样喝，而且我觉得豆浆对皮肤特别好。

多吃有抗辐射功效的食物

孕妈妈总少不了与电脑、电视、手机等打交道，这些电子产品会或多或少都有辐射。孕妈妈在注意尽量远离这些电磁辐射的同时，也要多吃一些有抗辐射功效的食物，如绿豆、海带、卷心菜、萝卜、橘子、猕猴桃等。

怀多胞胎一般需要服用膳食补充剂

加强营养能给多胞胎宝宝提供充足的能量，膳食补充剂对于胎宝宝的健康发育也十分重要，因此双胞胎或多胞胎妈妈最好咨询专业的营养医生，调整饮食及适当添加膳食补充剂。

每天吃 1 个鸡蛋，促进胎宝宝的生长发育

鸡蛋的营养成分能满足胎宝宝生长发育的需要。鸡蛋含有多种必需氨基酸，是常见的补充蛋白质的食物之一。一个中等大小的鸡蛋与 200 毫升牛奶的营养价值相当，吃鸡蛋不仅有益于胎宝宝的大脑发育，而且能提高妈妈产后的母乳质量。建议每天吃 1 个鸡蛋。

> **马大夫告诉你**
>
> **不要吃生鸡蛋，不弃蛋黄**
>
> 生鸡蛋的蛋白质为胶状，人体不易消化吸收。生蛋清中含有抗生物素蛋白，会影响生物素的吸收；含有抗胰蛋白酶物质，会抑制胰蛋白酶的活力，妨碍蛋白质的消化。因此应该吃熟鸡蛋。蛋黄是鸡蛋营养最集中的部分，不要因为其含有胆固醇就丢弃不吃。

肠胃不好吃点发面主食

有些孕妈妈属于脾胃比较虚弱的，全麦食物吃了不容易消化，甚至会导致胃胀气等。如果是这种情况，建议可以吃点发面的主食，因为酵母中含有丰富的 B 族维生素，有助于缓解孕吐。

补充维生素 D，强化骨骼，保持皮肤健康

对于胎宝宝的骨骼、牙齿、神经和肌肉的发育来说，维生素 D 是不可缺少的。维生素 D 还能促进维生素 A 的吸收，间接促进胎宝宝的皮肤健康。维生素 D 的每天推荐摄取量为 5 微克，与 14 克鸡肝中的维生素 D 含量相当。

猪肝、鸡肝、鸡蛋、鹌鹑蛋、鲱鱼、沙丁鱼、金枪鱼、鱼肝油等都是补充维生素 D 的良好来源。

每月吃 2~3 次猪肝，补铁补血

猪肝是血红素铁的良好来源，吸收利用率高，补血效果好。根据《中国居民膳食指南》的建议，每月摄入 2~3 次动物血或肝脏，每次 20~50 克，可提供 7~15 毫克铁。

因为猪肝是代谢器官，所以在烹饪时要特别注意"去毒"。烹饪前最好用清水浸泡，再反复清洗去除血水，而且烹饪时不要追求"嫩"，一定要做熟。

适量吃苹果，缓解孕期反应

因为孕早期的妊娠反应比较强烈，孕妈妈备受孕吐的折磨，心情也会变得糟糕，而苹果能改善孕妈妈的胃口，缓解孕吐。美国的相关研究发现，苹果可以促进乙酰胆碱的产生，该物质有助于增强胎宝宝的记忆力。

《中国居民膳食指南》建议孕早期每天摄入 200~350 克水果，孕妈妈吃苹果的量要算在这个范围内。意思是说，如果今天已经吃了一个约 250 克的苹果，那最多可以再吃 100 克水果。因为水果通常含糖量较高，如果不控制摄入，有引起妊娠糖尿病的风险。

适量食用水果

很多孕妈妈以为孕期大量吃水果可以让胎宝宝皮肤好，其实水果不能过量食用，进食过多容易引起肥胖。一般来说，每天最好吃 2 种不同的水果，孕早期总量不超过 350 克，建议最好当加餐吃。

如果在此基础上多吃了水果，相应地就要减少主食的摄入量，以保持每日摄入的总热量不变，避免引起肥胖。

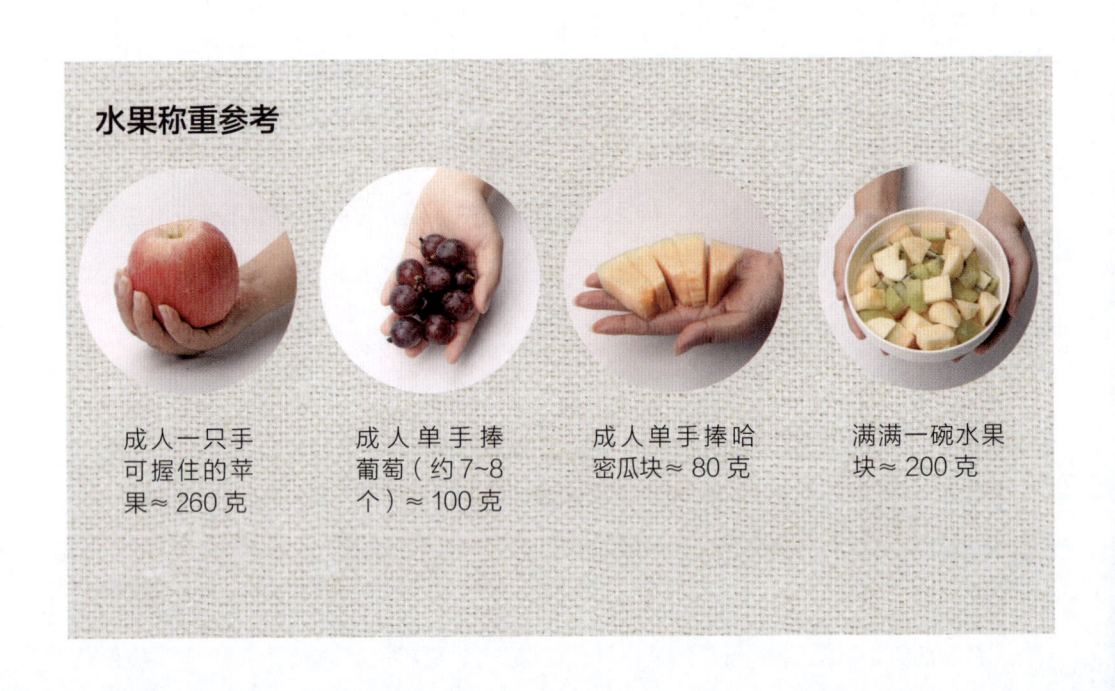

水果称重参考

成人一只手可握住的苹果 ≈ 260 克

成人单手捧葡萄（约 7~8 个）≈ 100 克

成人单手捧哈密瓜块 ≈ 80 克

满满一碗水果块 ≈ 200 克

忌

主食吃得少

主食是碳水化合物的主要来源，有的孕妈妈可能为了减肥有不吃主食的习惯，或者认为每天吃的菜、肉、蛋足够，主食吃不吃都可以。不吃主食或主食吃得很少，都不利于孕妈妈和胎宝宝的健康。

缺乏碳水化合物，孕妈妈就会出现全身无力、低血糖、头晕、心悸等症状，严重者会昏迷。孕妈妈体内的血糖低会影响胎宝宝的正常代谢，妨碍其生长发育。因此，孕妈妈必须重视碳水化合物的摄入。

盲目节食

一些年轻的孕妈妈怕发胖影响体形，或怕胎宝宝太胖导致自己生育困难，常常节制饮食，尽量少吃。殊不知，这种只想保持形体美而不顾自身及胎宝宝健康的做法是十分不妥的。

一般来说，使用体重指数即 BMI 来评估孕妈妈的营养状况比较准确，BMI 值还可预估孕期体重增长情况。

体重指数（BMI）= 体重（kg）÷ 身高的平方（m^2）

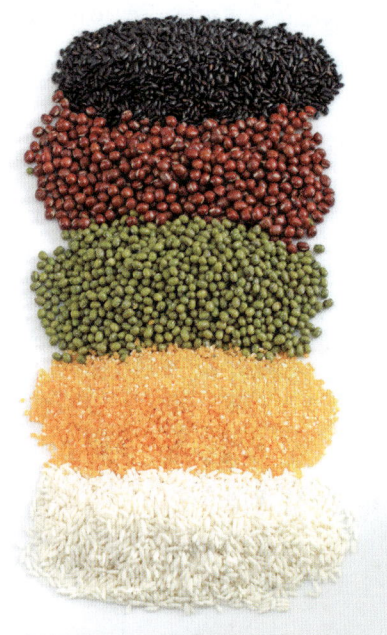

谷类食物富含丰富的碳水化合物，是作为主食的最佳选择

扫一扫
听马大夫说怀孕

孕期体重增长范围

怀孕前 BMI 指数	体重	总增重范围	体重管理要求
< 18.5 kg/m²	低体重	11.0~16.0 kg	适当增加营养，防止营养不良
18.5~23.9 kg/m²	正常体重	8.0~14.0 kg	正常饮食，适度运动
24.0~27.9 kg/m²	超重	7.0~11.0 kg	注意控制体重，防止体重增加过多
≥ 28.0 kg/m²	肥胖	5.0~9.0 kg	严格控制体重

注：数据参考自 2021 年中国营养学会发布的《中国妇女妊娠期体重监测与评价》。

生吃食物

生蔬菜中可能含有像沙门菌和大肠杆菌这样的有害菌，生鱼、生虾仁等海鲜中可能含有寄生虫——绦虫、扁形虫和蛔虫。这些对于胎宝宝来说都是非常危险的，因此孕期不宜生吃肉类、海鲜，蔬菜生吃的话要清洗干净。

过多食用粗粮

粗粮富含膳食纤维，有助于促进胃肠蠕动、缓解孕期便秘，但是考虑到孕妈妈的消化能力比较弱，不宜过多食用。《中国居民膳食指南》建议，孕早期每天宜摄入谷类200~300克（其中全谷物和杂豆50~150克），薯类50~100克。

孕妈妈最好不要在晚上吃粗粮，晚上人体的消化能力下降，吃粗粮会加重肠胃负担。孕妈妈吃完粗粮后，如感到不舒服，可多喝些水帮助消化。粗粮中含有大量的膳食纤维，这些膳食纤维进入肠道，如果没有充足的水配合，肠道的蠕动会受到影响，进而影响消化，引起不适。

用水果代替正餐

孕早期的妊娠反应容易让孕妈妈没有胃口，不爱吃正餐，愿意吃水果。虽然水果能帮助孕妈妈打开胃口，又含有维生素、矿物质等营养素，但蛋白质、脂肪、碳水化合物这三大基础营养素的含量远远不能满足孕期营养需求。长期用水果代替正餐，会影响胎宝宝的生长发育。

马大夫告诉你

蔬菜可以适当多吃，水果却不能

相比于蔬菜，水果中的糖分更多，进食过多有引发肥胖、糖尿病、高脂血症的风险，而蔬菜热量低，膳食纤维的比例比较高，孕妈妈可以适当增加蔬菜的食用量。

蔬菜不能代替水果

水果可以补充蔬菜的摄入不足，水果中的有机酸、碳水化合物比新鲜蔬菜多，而且水果可以直接食用，摄入方便，营养成分不受烹饪方式的影响。水果有自己的营养优势，因此蔬菜也不能代替水果。记得每天吃不同种类、颜色的水果，建议摄入量每天200~350克。

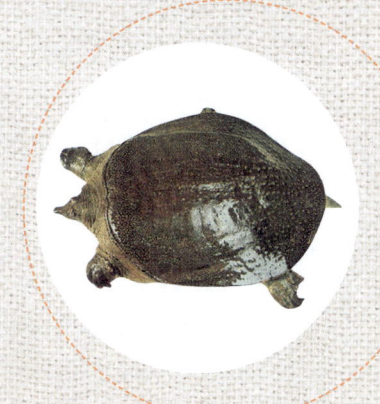

易致流产的食物

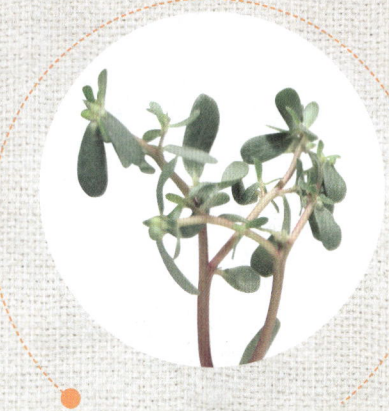

甲鱼
性寒味咸，有着较强的通络散瘀作用，有诱发流产的可能。

桂圆、荔枝
孕妈妈大多阴虚内热、大便燥结、口苦口干、心悸燥热，而桂圆、荔枝性温味甘，极易助火，不利保胎。

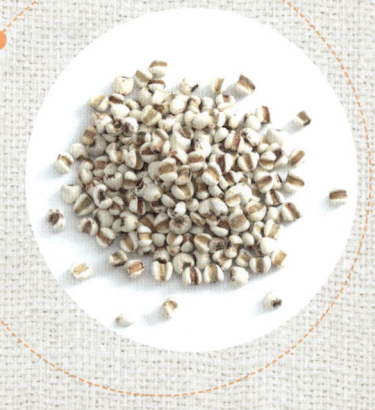

马齿苋
性寒凉而滑利，对子宫有明显的兴奋作用，使子宫收缩增多、强度增大，易造成流产。

薏米
薏米是一味药食兼用的植物种仁，其性滑利，对子宫有兴奋作用，可促使子宫收缩，有诱发流产的可能。

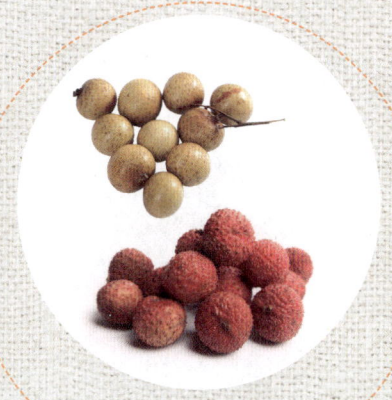

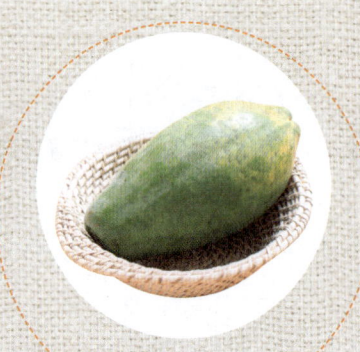

易引起身体不适的食物

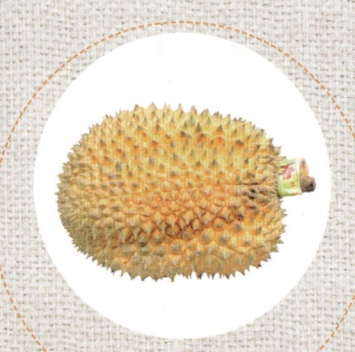

木瓜
体寒的孕妈妈吃木瓜容易腹泻，过敏体质的孕妈妈更不能吃木瓜。

榴梿
会导致孕妈妈血糖升高，增加患妊娠糖尿病的风险，还会引发胎热，损害胎宝宝健康。孕妈妈多吃榴梿还会加重便秘。

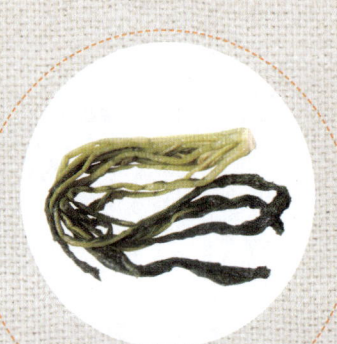

酸菜、咸菜
含有亚硝酸盐，多吃易致胎宝宝畸形。

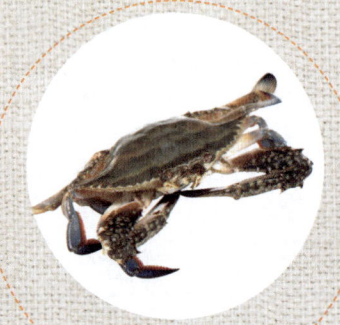

螃蟹
性寒凉，有活血祛瘀的功效，尤其蟹爪是螃蟹最寒凉的部位。孕妈妈要慎食或不食。

孕 3 月 生活细节宜忌

宜

注意流产征兆

妊娠不足 28 周，胎宝宝的体重不足 1 千克而中断妊娠的，就称为"流产"，分为早期流产和晚期流产两种。早期流产发生在孕 12 周之前，比较多见，占到了全部流产的 80% 以上。晚期流产发生在孕 12 周之后。

流产的征兆

流产征兆	具体表现
阴道出血	阴道出血可分为少量出血和大量出血、持续性出血和不规律出血。阴道出血还伴随着腹痛的，需要特别注意
疼痛	骨盆、腹部或下背部可能会有持续的疼痛感，当阴道出血的症状出现后，可能几小时或几天后开始感到疼痛
阴道血块	阴道排出血块或浅灰色的组织

警惕瘢痕妊娠

剖宫产手术后子宫会留下瘢痕，当胎宝宝恰好着床在子宫瘢痕处的时候，就是瘢痕妊娠。瘢痕妊娠可能会导致孕早期发生腹腔内出血，也可能在做人流、清宫手术时突发大出血；孕晚期极有可能发生胎盘粘连等，造成严重的产后出血；生产时子宫有可能承受不了强烈的宫缩，而发生子宫破裂。

因此，妇产科医生建议，凡是子宫有瘢痕的女性，如果发现停经或自测怀孕后，应该及时到医院进行 B 超检查，以明确是否有瘢痕妊娠的可能。

多晒太阳，补充维生素 D

建议孕妇适当多晒晒太阳，太阳光中的紫外线照射到人体皮肤上，能使皮肤中的 7-脱氢胆固醇转变为维生素 D。相对于普通人来说，孕妇对维生素 D 的需求量增多，多晒太阳能促进胎宝宝内脏器官的发育，特别是促进胎宝宝的心脏、肺、消化器官的生长。

同时，要注意在阳光温和的上午或傍晚散步，平稳慢行，不要到人太多的地方，也不要跟人争抢。

做 NT 筛查，进行早期排畸

NT 即胎儿颈项透明层，是指胎宝宝颈后部皮下组织内透明液体的厚度。NT 筛查是产前筛查胎儿染色体异常的有效方法之一，是判断唐氏儿的重要依据。

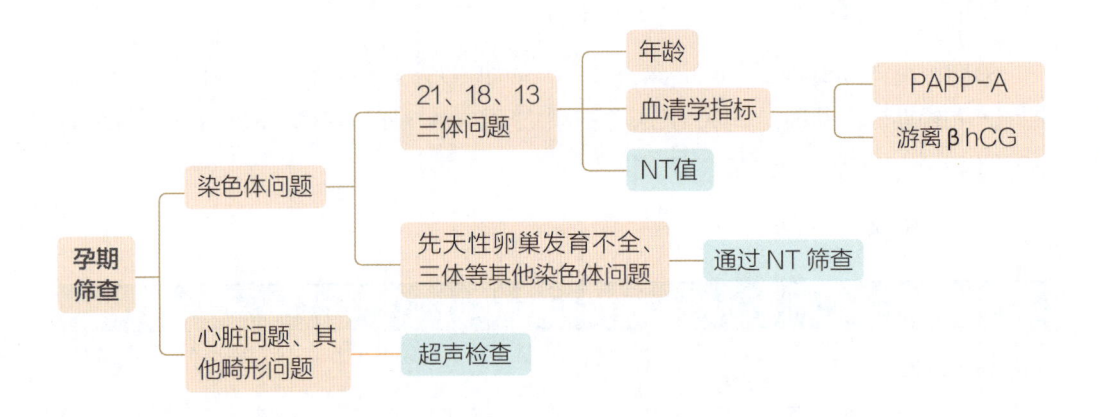

```
孕期筛查
├─ 染色体问题
│   ├─ 21、18、13 三体问题
│   │   ├─ 年龄
│   │   ├─ 血清学指标 ─┬─ PAPP-A
│   │   │              └─ 游离 β hCG
│   │   └─ NT值
│   └─ 先天性卵巢发育不全、三体等其他染色体问题 ─ 通过 NT 筛查
└─ 心脏问题、其他畸形问题 ─ 超声检查
```

11~14 周，不能错过的 NT 筛查黄金周

NT 筛查最好在 11~14 周做，因为 NT 仅仅在胎宝宝 11~14 周时才会存在，从 15 周开始，NT 便逐渐被淋巴系统吸收，变成"颈部褶皱"（简称"NF"）。而在 11 周之前，NT 还没有完全形成。

这项检查不需要什么特别的准备，不用空腹也不用憋尿，只是需要胎宝宝配合。医生通常会让你出去走动走动，甚至会压压你的肚子，以便让胎宝宝翻身，否则位置不好的话是看不到的。整个检查需 10~20 分钟。

NT 标准值

一般来说，只要 NT 的数值低于 3 毫米，就表示胎宝宝正常，无须担心。如果检查结果超过 3 毫米，常提示胎宝宝异常，需要进行遗传咨询，做绒毛活检等来检查胎宝宝的染色体，做排畸超声以进一步排查畸形，有条件的话可以做胎宝宝超声心动图检查排除心脏问题。NT 值不存在越小越好的说法，只要在参考范围内都是正常的。

北京协和医院

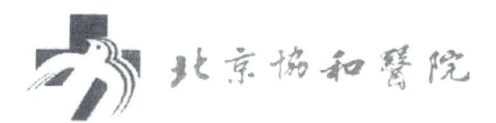

超声诊断报告

姓 名：	性别：女	年龄：
科 室：		HISID：
病 房：		病历号：

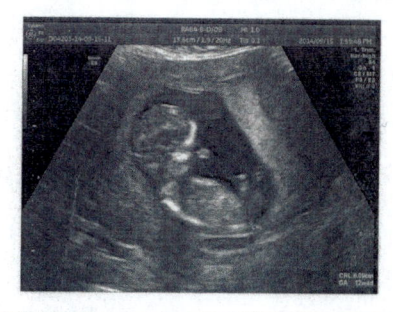

超声所见：

子宫增大

宫腔内可见一成形胎儿，可见胎心搏动，

CRL：6.1cm，NT：0.18cm，

胎盘前壁，羊水4.0cm。

双附件区未见囊实性包块。

超声提示：

宫内早中孕

> 是越小越好吗？

结果显示 NT 值为 0.18 厘米

NT 筛查是孕早期的排畸检查。NT 值是指颈项透明层厚度，用于评估胎宝宝患唐氏综合征的风险，属于早期唐筛。一般来说，只要 NT 的数值低于 3 毫米，就表示胎宝宝正常，无须担心。而高于 3 毫米，则要考虑唐氏综合征的可能。后期一定要做好唐氏筛查或做羊水穿刺检查，以进一步排查畸形

NT 值并不是越小越好，只要在参考范围内，不要高于或过于接近临界值，都是正常的

马大夫告诉你

NT 筛查没看到鼻骨怎么办？

鼻骨发育和唐氏综合征的关系非常密切，唐氏儿通常有鼻骨缺失的早期B超影像，因此，如果NT结果显示"鼻骨清晰可见""可见鼻骨"等字样，这绝对是好事。

但如果显示"鼻骨不满意"呢？正常来说，胎宝宝的鼻骨在9周时就发育完成了，在11~14周是完全可以检测到的，如果检测不到，要排除孕周计算不准确及胎宝宝的姿势问题。

NT扫描对B超操作者有很高的要求，操作者必须运用B超仪器将胎宝宝引导到正确的体位才能看清NT和鼻骨。如果胎宝宝不配合，导致NT显示"鼻骨不满意"，那么可以听从医生的建议复查，如果复查还看不到就要进行遗传咨询了。

最好将产检医院作为你的生产医院

如果没有特殊情况，产检和分娩最好在同一家医院，中途不要变换产检医院。如更换医院，陌生的环境、新的检查流程容易增加孕妈妈的心理压力。

根据位置选择医院

怀孕后，孕妈妈要到医院进行定期产检，临近分娩时，更需要在出现异常情况后迅速前往医院，因此医院不要离家太远。对于上班族来说，距离工作单位近的医院也是不错的选择。

考察医院的设施

应观察医疗设施的清洁度和安全性，确认住院病房共有多少床位、是否有儿科门诊等信息，以免等到分娩住院时才对医疗服务条件不满意。

确认医院和医生的可靠性

在近10个月的孕期生活中，妇产科医生要回答孕妈妈咨询的许多问题，孕妈妈和医生的关系是否融洽也十分重要。要选择可靠的医院和值得信赖的医生。

孕妈妈经验分享

不必盲目选择大医院

不一定非要选择在知名度很高的综合性大医院生产。大医院在应急方面是会更好些，但如果身体健康、孕龄不大，就没有必要盲目选择大医院。综合性的大医院可能会接触到患其他各种疾病的人，患上感冒或传染性疾病的可能性也会增加。

检查血型，排查母婴溶血反应

如果备育男性、备孕女性对自己的血型尚不清楚，孕前一定要检查血型，以便排查母婴 ABO 溶血、Rh 溶血的可能性。虽然第一胎的溶血情况较少，但还是需要注意。

胎宝宝的血型是由父母双方决定的，如果胎宝宝从父亲那里遗传来的血型抗原是母亲所没有的，胎宝宝红细胞进入母体后使母亲产生相应的抗体，这些抗体再通过胎盘进入胎宝宝体内，导致抗原与抗体发生免疫反应，就会发生溶血现象。

测溶血很重要

ABO 溶血病的症状差别很大，轻症的孕妈妈仅出现轻度黄疸，容易被视为生理性黄疸而漏诊，有些仅表现为晚期贫血；重症则有可能发生死胎，不过十分少见。孕妈妈 Rh 阴性且为第二胎，第一胎生的是 Rh 阳性宝宝，如果没打免疫球蛋白，那么第二胎发生新生儿溶血的风险就比较高、新生儿溶血的程度也会比较重。建议 Rh 阴性的孕妈妈要及早到医院了解自己的免疫状态，尤其在怀第一胎的时候及时给予抗 D 免疫球蛋白治疗，这对预防新生儿发生严重溶血的意义非常重大。

珍贵的"熊猫血"

据有关资料介绍，Rh 阳性血型在中国汉族及其他大多数民族人口中约占 99.7%，个别少数民族中约为 90%；而 Rh 阴性血型比较稀有，在中国全部人口中只占 0.3%~0.4%，所以 Rh 阴性血型又被称为"熊猫血"，其中 AB 型 Rh 阴性血更加罕见，仅占中国总人口的 0.034%。

ABO 溶血病的出现

血型	抗原（凝集原）	抗体（抗凝激素）
A	A	抗 B
B	B	抗 A
O	无	抗 A、抗 B
AB	A、B	无

从上面的表格可以看到，O 型血的孕妈妈体内已经存在抗 A、抗 B 抗体，假如怀的宝宝是 A 或 B 型血，即母子血型不合，那孕妈妈血液内的抗 A、抗 B 抗体就会通过脐带进入宝宝体内，发生抗原抗体反应，从而导致溶血。

忌

乱用化妆品

孕妈妈在选择化妆品时要谨慎，看清楚成分，避免使用含酒精、重金属、激素、化学香精等成分的化妆品。美白产品、口红中一般含有铅和汞；指甲油大多以硝化纤维为基料，配以丙酮、乙酯、丁酯、苯二甲酸等化学溶剂、增塑剂及各色染料，味道刺鼻，长期使用对孕妈妈和胎宝宝都有一定的毒副作用。建议怀孕后只使用基础的护肤品就可以了，最好选择孕妇专用的，比较安全可靠。

使用清凉油

樟脑是清凉油的主要成分之一，具有一定的毒副作用，樟脑进入普通健康人人体后，体内的葡萄糖磷酸脱氢酶会很快与之结合，使之变成无毒物质，然后随尿液一起排出体外，所以它的毒副作用不会显现。但孕妇体内的葡萄糖磷酸脱氢酶含量较少，怀孕3个月内若过多地使用清凉油，樟脑就会通过胎盘屏障进入胎膜腔，作用于胎宝宝，影响胎宝宝的发育，严重者可导致胎宝宝死亡。

用香薰

香薰的气味可能会加重妊娠反应，也可能给胎宝宝带来未知的健康隐患。保险起见，有使用香薰习惯的孕妈妈，建议暂停使用。

长时间蹲坐

长时间蹲坐会让腹部压力增加，引起子宫充血，导致流产或早产。也要避免搬运重物。

扫一扫
一起做孕动

孕妈妈经验分享

跟大家分享一个启动好心情的小运动。早上起床的时候，坐在床上，两脚脚心相对，上身挺直，双手交握再握住脚尖。然后，双手双臂保持不动，上半身顺时针自然摆动1圈，停下来休息1~2秒，再逆时针摆动1圈，重复3~5次。

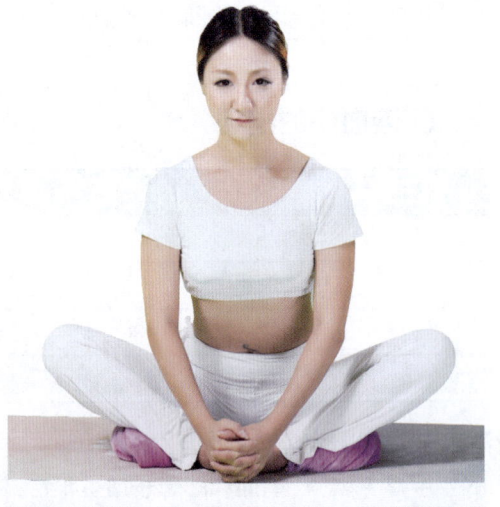

我是上班族，早上做这个动作，可以舒缓身体，感觉也是在叫宝宝起床，带着宝宝开开心心地去上班

孕3月 协和专家会诊室

黄体酮保胎有没有不良反应？

马大夫答： 治疗流产、早产所用的黄体酮，如常用的黄体酮注射液、口服黄体酮及阴道黄体酮凝胶均属天然黄体酮，不会对胎宝宝造成伤害。

孕妈妈在孕早期大约8周内，由卵巢分泌黄体酮来支持妊娠；在怀孕8周后，胎盘也产生黄体酮。孕妈妈自身产生黄体酮的功能不足、黄体酮下降，是流产、早产的重要原因，所以医生常用黄体酮来治疗流产、早产。如果使用黄体酮保胎，不必太过担心。

习惯性流产还能留得住宝宝吗？

马大夫答： 发生3次或3次以上的自然流产就是习惯性流产。对于习惯性流产，更重要的是查找病因。针对病因有相应的解决办法，如果有营养失调、内分泌或自身免疫疾病，要针对性地治疗原发疾病；对于宫颈内口松弛引发的习惯性流产者，应该在上次流产后再次怀孕之前做宫颈环扎手术。同时还要保持良好的心态，适当加强营养，定期复查胎宝宝的发育情况。

照B超会伤害胎宝宝吗？

马大夫答： B超不存在电离辐射和电磁辐射，是一种声波传导，对人体组织没有什么伤害。一般来说，如果不是频繁地、长期地照B超就不会伤害胎宝宝。

刚怀孕3个月就长了4千克，这要算在整个孕期体重增长里吗？

马大夫答： 当然要算在整个孕期体重增长中，不能抛开。4千克都是长在你身上的，不是长在胎宝宝身上的，你要做的是去看营养门诊，开出营养餐单，合理控制饮食和体重，别让后几个月的体重猛增。

Chapter

4

孕4月
防止胎宝宝
发育不良

胎宝宝 有话说	我居然能在妈妈的子宫中打嗝了,这是呼吸的序曲。遗憾的是,妈妈可能听不见我的打嗝声,因为我的气管中充斥的不是空气,而是流动的液体。
马大夫 温馨提示	孕妈妈平稳地步入了孕中期。看到别人的肚子比你大,也不要着急,有的人显怀早。继续好好调理饮食,适量运动,让胎宝宝健康生长。

胎宝宝:能看出性别了

胎宝宝的身长约 16 厘米,体重约 110 克,相当于 2 个鸡蛋的重量,能够分辨出性别,男宝宝的外生殖器已凸出,女宝宝卵巢开始形成。胎宝宝的生长发育速度越来越快,这时候胎宝宝的骨骼发育得更加完善,头上发旋的位置与纹路也开始形成,眼球会动。胎宝宝开始频繁活动,有些孕妈妈会感觉到胎动。

孕妈妈:感觉到轻微的胎动

孕妈妈的子宫已经长到和小孩的头一样大小,妊娠反应逐渐消失,但是可能会出现白带多、腹部有沉重感、尿频等情况,有的孕妈妈还可能出现黄褐斑。因为胎盘的发育完成,流产的可能性大大减小,孕妈妈进入了较舒服的孕中期。

大多数孕妈妈从这月开始,会兴奋地感觉到胎动,不少有怀孕史的孕妈妈感到这次胎动的时间比以前提前了。这是母子间特有的沟通方式,孕妈妈不要忘了将初感胎动的时间记录下来哦。

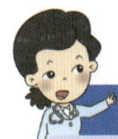

马大夫告诉你

早中晚各一次,选取一个固定的时间段,以小时为单位,将每个时间段的胎动次数记录下来,然后将 3 个时间段的胎动次数相加再乘以 4,就是 12 小时的胎动次数。最后将这个数据记录在表格上。如果变化微小,就说明胎宝宝的发育是正常的,不必担心。

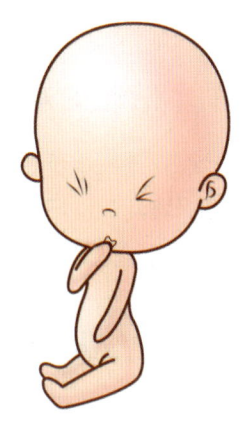

孕4月饮食宜忌

宜

保证足够的热量供应

为了胎宝宝的成长,孕妈妈需适当增加热量,中国营养学会推荐孕妈妈在孕中期每天宜增加300千卡的热量。

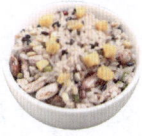

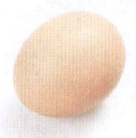

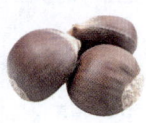

300千卡只需比平时的每天多吃这些食物:

1碗杂粮饭+1个鸡蛋+3颗板栗≈300千卡

吃些含碘的食物,促进甲状腺发挥作用

在怀孕第14周左右,胎宝宝的甲状腺开始发育,而甲状腺需要碘才能发挥正常的作用。孕妈妈如果碘摄入不足的话,胎宝宝出生后甲状腺功能低下,会影响中枢神经系统发育,特别是大脑的发育。

孕妈妈每天推荐摄入230微克碘。鱼类、贝类和海藻类等海产品是含碘比较丰富的食物,孕妈妈适宜多食。一般孕妈妈只要坚持食用加碘盐,同时每周吃1~2次海带、紫菜、虾等海产品,就基本能保证足够的碘摄入了。缺碘、碘补过了都不好,一般来说,如果孕妈妈不缺碘,就不用特别补。

合理补充维生素C,预防妊娠纹

妊娠纹通常是在怀孕4个月之后逐渐出现的,出现在孕妈妈的脐下、耻骨部位、大腿内侧、腰两侧及下腹两侧。想要预防妊娠纹,孕妈妈一定要把握先机,在孕中期就开始预防。

维生素C能增加细胞膜的通透性和皮肤的新陈代谢功能,淡化并减轻妊娠纹,因此孕妈妈可以多吃富含维生素C的食物,如猕猴桃、鲜枣、橘子、胡萝卜、青椒等。

从现在开始少吃盐,避免孕中晚期水肿

孕妈妈每天的食盐建议摄入量是 5 克以下,而对于孕前就有高血压的孕妈妈来说,更要减少食盐用量。减少吃盐,不仅要控制饮食中的食盐,还应留意食物中的隐形盐。

多吃深色水果,摄取植物化学物

水果具有低热量、低脂肪、高膳食纤维、高维生素和高矿物质的特点,孕妈妈经常吃水果有助于预防孕期慢性疾病。深色水果含有更多的植物化学物,如花青素、番茄红素等,可以减少孕期黄褐斑,是孕妈妈的绝佳选择。常见的深色水果有葡萄、桑葚、草莓、芒果等。

孕中期需要增加蛋白质的摄入量

孕早期蛋白质每日需要量为 55 克,孕中期达到 70 克,孕晚期是胎宝宝大脑发育最快的时期,蛋白质每日需要量达到 85 克。当然,由于身高体重的差异,每位孕妈妈的蛋白质需要量并不完全相同。

动物性食物中的肉、禽、鱼、蛋、奶及奶制品都是蛋白质的良好来源,能提供人体必需的氨基酸。植物性食物中的豆类、坚果、谷类等是植物性蛋白质的良好来源,将豆类和谷类混合食用,更有助于蛋白质互补。豆类中富含的赖氨酸和色氨酸可以弥补谷类中赖氨酸的不足,而谷类中的蛋氨酸则可以帮助豆类补充缺憾,简单地说就是"豆赖谷蛋"互补,如馒头配豆浆,它们的蛋白质营养几乎和牛肉相当。

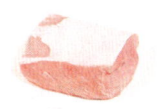

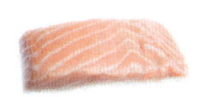

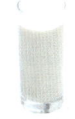

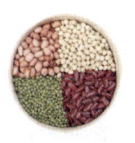

75 克猪里脊 +200 毫升牛奶 +100 克三文鱼 +100 克豆腐 +300 克五谷杂粮 ≈ 一天蛋白质需要量

少吃甜食,避免肥胖和妊娠糖尿病

这个月大多数孕妈妈的胃口变好了,再加上经常感觉饿,所以可能会经常买一些零食,如蛋糕、面包、甜饮料等。这些食物含有反式脂肪酸和食品添加剂,含糖量也很高,吃多了不仅容易造成肥胖,还易升高血糖,增加妊娠糖尿病的发病率。

忌

大吃大喝

有的孕妈妈觉得孕期可以肆无忌惮地向各类美食进军。其实一味大吃大喝是不可取的，甚至还会适得其反，最好做到适量，并且合理选择食物。辛辣食物、寒凉食物、高盐高糖食物，如麻辣香锅、冰镇西瓜、冰镇饮料、奶油蛋糕等要控制食用或不吃。

经常吃油炸食品

油炸食品经高温处理后，食物中的维生素和其他多种营养素均受到很大程度的破坏，营养价值明显下降，加之油炸后脂肪含量较多，食后很难消化，吃多了容易引起便秘。

另外，经反复加热、煮沸、炸制的食品会产生致癌物质，经常食用会对人体产生危害，孕妈妈尤其要远离。

经常吃火锅

火锅的原料多是羊肉、牛肉、猪肉等。如果肉不卫生就极易含有弓形虫等寄生虫，这些寄生虫肉眼是看不到的。另外，吃火锅时，人们总是把鲜肉片放到煮开的水中稍稍一烫即进食，这种短暂的加热并不能杀死寄生虫，而弓形虫一旦进入体内，可通过胎盘传染给胎宝宝，严重者可发生死胎，或者影响胎宝宝脑的发育而发生小头、脑积水或无脑儿等畸形。

因此，孕妈妈吃火锅一定要注意卫生，肉类要充分涮熟再吃，并且不要吃多。

生吃田螺、生蚝

孕妈妈不能吃生田螺、生蚝等，由于没经过加温烹饪，生食后，里面的寄生虫和病菌可能会给胎宝宝造成伤害。

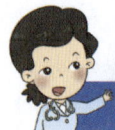

马大夫告诉你

吃营养密度高的食物更营养

所谓的"营养密度"是指单位能量的食物所含某种营养素的浓度。简单理解就是你一口吃到的营养越多，说明这个食物的营养密度越高。新鲜的蔬果、五谷杂粮、鱼虾、瘦肉等，用蒸炖炒等健康烹饪方式做出来，食用后能获得丰富的蛋白质、维生素、矿物质，说明营养密度高。如果经常食用油炸食品，摄入的是较高的热量、较多的油脂，显然营养密度低。

过量吃榴梿

榴梿营养丰富，但是所含的热量及糖分较高，如果孕妇经常或过多食用，极易导致血糖升高，并且使胎宝宝体重过重，增加巨大儿的出现概率。不仅如此，榴梿食用过多还会阻塞肠道，引起便秘，对于本来就容易出现便秘的孕妇来说不适合，特别是患有便秘和痔疮的孕妇。另外，榴梿性温，吃多会上火，出现喉咙疼痛、烦躁失眠等症状。

过多喝茶

孕妈妈过多喝茶，可能会引起贫血。因为茶叶中的鞣酸可以和食物中的铁元素合成一种不被吸收的复合物，阻碍补铁补血。另外，茶叶中也含有咖啡因，过多饮用会让人产生兴奋感，刺激胎动增加，不利于胎宝宝的生长发育。

同时，过多喝茶会让尿量增加，促使血液循环加快，使心跳加速。如果是体质较弱的孕妈妈，多喝茶会加重心脏和肾脏的负担。

吃皮蛋

制作皮蛋时为促使蛋白质凝固，要加些含氧化铅或铜等重金属的腌料，若长期食用，皮蛋中的铅或铜会在体内慢性积累，不利健康。孕妈妈在怀孕期间吃皮蛋过多，会引起铅中毒，造成流产、死胎或畸胎。

吃热性调料

怀孕后不宜多吃热性调料，如桂皮、辣椒、小茴香、大茴香、花椒等，这些调料容易引起上火，消耗肠道水分，造成便秘。孕妇用力排便令腹压增大，易压迫子宫内胎宝宝，造成胎动不安、羊水早破、自然流产、早产等不良后果。

喝蜂王浆进补

很多孕妈妈在孕早期由于妊娠反应比较严重，营养吸收少，到了孕4月就希望通过吃营养品把营养补回来。但是孕妈妈最好还是以食补为主，不要随便选择营养品，尤其是蜂王浆。蜂王浆含有激素类物质，不利于胎宝宝正常生长。

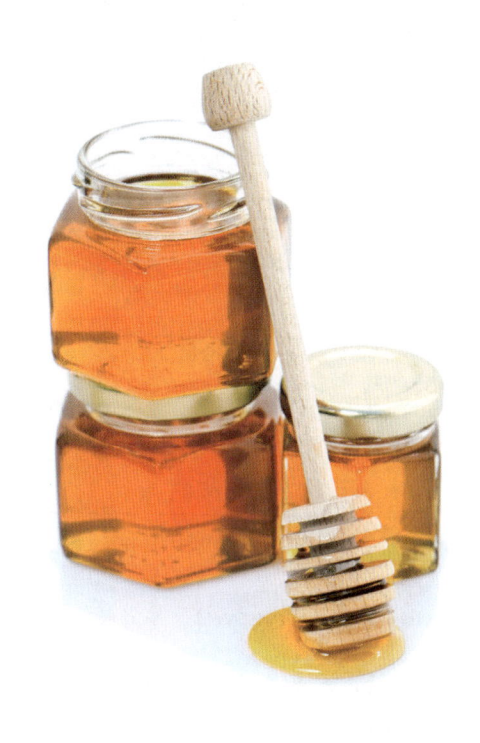

孕4月
生活细节宜忌

宜

做唐筛，计算出生唐氏儿的危险系数

唐氏筛查一般是抽取孕妈妈 2~5 毫升血液，检测血清中甲胎蛋白（AFP）、人绒毛膜促性腺激素（hCG）、游离雌三醇（uE3）的浓度，结合孕妈妈的预产期、年龄、体重和采血时的孕周，计算出生唐氏儿的危险系数。

样本编号：	29954			采样日期：	
体重：	72 kg			采样时孕周：	16周5天
B超日期：				B超孕周：	12周0天
CRL：	53 mm			BPD：	

样本测试项目：

标记物	结果	单位	校正MoM
AFP	24.93	U/mL	0.91
hCGb	13.18	ng/mL	1.04
uE3	3.31	nmol/L	0.74

风险计算项目

筛查项目：	21—三体综合征		
筛查结果：	低风险		
风险值：	1：1500	年龄风险：	1：510
风险截断值：	1：270		

筛查项目：	18—三体综合征		
筛查结果：	低风险		
风险值：	1：40000	年龄风险：	1：4600
风险截断值：	1：350		

筛查项目：	NTD
筛查结果：	低风险
风险值：	
风险截断值：	AFP=2.5MoM

AFP

女性怀孕后胚胎干细胞产生的一种特殊蛋白，作用是维护正常妊娠，保护胎宝宝不受母体排斥，起到保胎作用。这种物质在怀孕第6周就出现了，之后越来越多。胎宝宝出生后，妈妈血液中的AFP量会逐渐下降至孕前水平

hCG

即人绒毛膜促性腺激素，医生会结合这个数据连同孕妈妈的年龄、体重及孕周等，计算出胎宝宝患唐氏综合征的风险

21-三体综合征

风险截断值为1∶270。此项检查结果为1∶1500，远低于风险截断值，表明患唐氏综合征的概率很低

18-三体综合征

风险截断值为1∶350。此项检查结果为1∶40000，远低于风险截断值，表明患唐氏综合征的概率很低

筛查结果

"低风险"表明胎宝宝异常的风险低，"高风险"表明胎宝宝异常的风险高。即使结果出现了高风险，孕妈妈也不必过于惊慌，因为高风险不代表一定会生出唐氏儿，还需要进行羊水细胞染色体核型分析确诊

唐筛的最佳时间

唐氏筛查是在孕 15 周到孕 20 周零 6 天之间进行的，只有在准确的孕周进行检查才能起到筛查的作用。考虑到后续的进一步检查如无创基因筛查、羊水穿刺等产前诊断，建议在孕 15~16 周进行唐氏筛查为好。

高危不一定就会生出唐氏儿

唐氏筛查是根据母血指标来推测胎宝宝情况的，母血中的生化指标会受到很多因素干扰，这些因素使得唐氏筛查的结果不可能很精确。高危不一定会生出唐氏儿，当然，中度风险和低风险的孕妇也不一定不会生出唐氏儿。但从筛查数据看，大多数唐氏儿是在唐氏筛查判定为高风险的孕妇中诊断出来的。如果唐筛结果诊断为高危，高风险孕妇还需要做羊水穿刺，以确认胎宝宝是否是唐氏儿。

唐筛的"补考"：羊水穿刺

羊水穿刺是在 B 超的引导下，将一根细长针通过孕妈妈的肚皮，经过子宫壁，进入胎膜腔，抽取羊水进行分析检验。羊水中会有胎宝宝掉落的细胞，通过对这些细胞进行检验分析，可以确认胎宝宝的染色体细胞组成是否有问题。羊水穿刺主要是检查唐氏综合征，而一些基因疾病也能通过羊水穿刺得到诊断，如乙型海洋性贫血、血友病等。

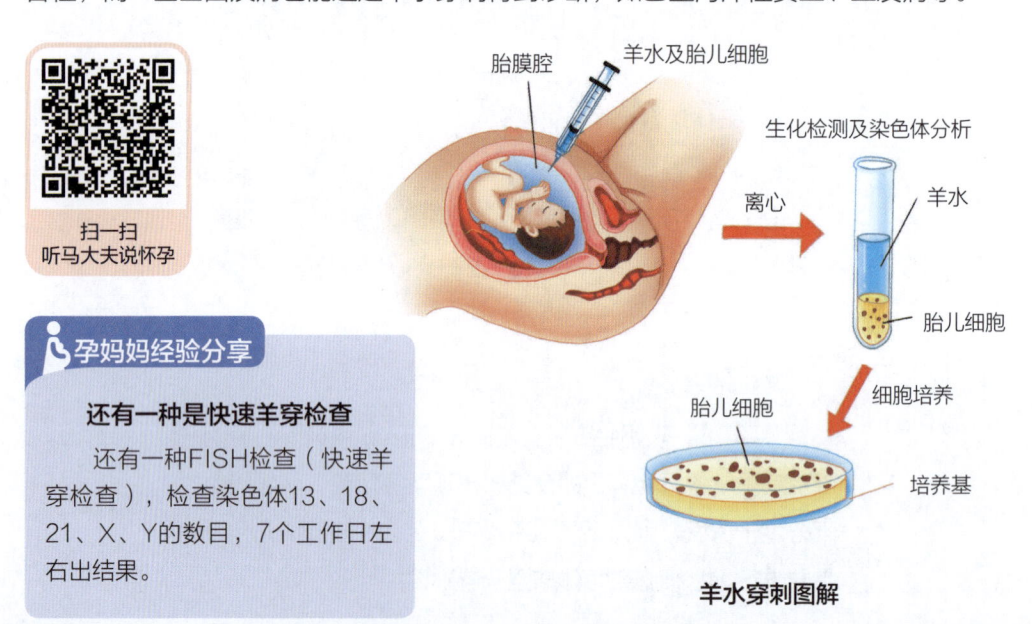

扫一扫
听马大夫说怀孕

孕妈妈经验分享

还有一种是快速羊穿检查

还有一种FISH检查（快速羊穿检查），检查染色体13、18、21、X、Y的数目，7个工作日左右出结果。

羊水穿刺图解

羊水穿刺的最佳时间是孕 14~23 周

　　羊水穿刺术的最佳时间是孕 14~23 周，报告结果约在 2 个月以后才可获得。如果小于 14 周进行羊水穿刺术，此时羊水较少，会增加胎宝宝的安全风险；如果超过 23 周进行穿刺，检验结果出来时胎宝宝已经过大，此时终止妊娠会有很大的风险。

经常清洁乳房

　　乳房的清洁对于保持乳腺管通畅，以及增加乳头的韧性、减少哺乳期乳头皲裂等无疑具有很重要的作用。乳房宜用温水擦洗，并将乳晕和乳头的皮肤褶皱处一并擦洗干净。

　　不可用手硬抠乳头上面的结痂，可在乳头上涂抹植物油，待上面的硬痂或积垢变软溶解后再用温水冲洗干净，拿一条柔软干净的毛巾拭干，之后在乳房和乳头上涂些润肤乳，避免干燥皲裂。

　　需要注意的是，千万不要用香皂或肥皂、酒精等清洁乳房，这些清洁用品不利于乳房的保健及随后的母乳喂养。

坚持戴胸罩，保持乳房美观

　　怀孕之后，孕妈妈的乳房会变得空前丰满，需要孕妈妈根据不同时期乳房的变化情况适时更换合适的胸罩，并且坚持每天穿戴，哺乳期也不例外。要注意选购的胸罩不能太紧也不能太松，最好是能较松地包裹、支撑乳房的半杯形胸衣。

自己开车要留心行路安全

　　自己开车外出的孕妈妈，要牢记佩系安全带，在开车的过程中避免紧急制动、紧急转向。最好不开新车，以避免新车中含有对胎宝宝不利的气味。天气炎热时，空调温度不宜过低，应保持在 26℃；也可以关掉空调，开窗吹自然风。开车时最好不要一边开车，一边听音乐。

穿出美丽，穿出健康

　　孕妈妈在怀孕期间注意打扮，可以掩饰形体的变化，有助于维护孕妈妈的良好心境，对胎宝宝的健康也有利。孕妈妈可以选择那些穿在身上能体现出胸部线条美、使隆起的腹部显得不太突出的服装样式，服装的立体轮廓最好呈上小下大的 A 字形。衣服的颜色应清爽、明快。

忌

忽视腹泻

孕期腹泻会加快孕妈妈的肠蠕动,甚至引起肠痉挛,这些会刺激子宫收缩,甚至导致早产、流产等。所以,孕妈妈绝不能忽视孕期腹泻。

为了将孕期腹泻扼杀在摇篮中,下面给出几点建议:

1. 三餐要定时、定量,且清淡饮食、少油腻,多喝水。
2. 注意谷豆类、蔬果类、蛋奶类、肉类四大类食物的搭配。
3. 冷热食物分开食用,且吃完热食,不要立即吃凉的;如果非要吃,最好间隔1小时。
4. 生熟分开,在外就餐或点餐,要注意食品安全。
5. 忌吃容易引起腹泻的食物。
6. 孕期腹泻不论是食疗,还是用药,都要遵医嘱。

忽视牙齿问题

一些孕妈妈在患了牙齿疾病后不愿意就医,认为没什么大不了的,不予以重视。其实,这种做法是极其有害的。孕妈妈应该摒弃种种顾虑,主动与牙科医生联系,获得专业的帮助。

孕期牙齿疾病治疗

孕期	原因	治疗
孕早期 (孕1~3月)	孕早期是胚胎器官发育与形成的关键期,如服用药物不当或X线照射剂量过高,可导致流产或胎宝宝畸形	如非紧急情况,不建议进行牙科治疗
孕中期 (孕4~6月)	若必须在孕期治疗牙齿疾病,最好选择孕中期	建议只做一些暂时性的治疗,如龋齿填补等
孕晚期 (孕7~10月)	子宫容易受外界刺激而引发早期收缩,再加上治疗时长时间采取卧姿,胎宝宝会压迫下腔静脉,减少血液回流,引发仰卧位低血压,出现心慌、憋气等症状	不适宜进行长时间的牙科治疗

孕 4 月 协和专家会诊室

很多孕妈妈 3 个月以后就不吐了，我反而吐得更厉害，怎么办？

马大夫答： 孕妈妈在孕早期会出现如食欲缺乏、呕吐等早孕反应，这是特有的正常生理反应，通常会在孕 12 周左右自行缓解。但也有的孕妈妈会出现孕吐迟迟不消退的情况，如果呕吐不是特别严重，就是正常的。如果呕吐、恶心严重，建议到医院检查，排除其他病理情况。柠檬汁、土豆、苏打饼干等食物对孕吐有改善作用。另外，孕妈妈因呕吐影响进食的话，建议喝点孕妇奶粉。

我怀孕快 4 个月了，B 超检查说胎盘有点靠下，怎么办？

马大夫答： 很多孕妈妈胎盘都是靠下的，没关系。但是，孕妈妈要注意别太劳累，活动量不要太大，不要提重的东西，随着胎宝宝慢慢长大，胎盘就会靠上的。

能否顺产和遗传有没有关系？

马大夫答： 能否顺产与几个因素有关——一是胎宝宝的大小和体位，二是骨盆产道的大小，三是产力，四是信心。控制好胎宝宝大小及孕期体重增长、坚持锻炼、增强信心、学习分娩技巧都很重要。

怀孕以后肤色变深了是怎么回事？

马大夫答： 很多孕妈妈发现自己的肤色在孕期变得越来越深，尤其是乳头、乳晕及外生殖器等部位。孕妈妈不用担心，这是孕激素导致的。胎宝宝出生以后，这些色素沉着就会逐渐淡化直至消失，有些不会完全消失，但是会变浅。

Chapter 5

孕5月
补钙，促进胎宝宝骨骼发育

| 胎宝宝
有话说 | 我的骨骼发育在这个时期开始加快，四肢和脊柱也已开始进入骨化阶段。妈妈要补充足够的钙，保证我的骨骼正常生长哦。 |

| 马大夫
温馨提示 | 到了孕中期，胎宝宝的骨骼、牙齿发育，钙需求量大增，孕妈妈对钙的需求量也要把宝宝的那份算进来了，必要时可用补充剂来补钙。 |

胎宝宝：长头发了

孕5月末期，胎宝宝的身长约25厘米，体重约320克，约为1个大鸭梨的重量，长了一层细细的异于胎毛的头发。此时的胎宝宝已经长肉，更具立体感了，皮肤被一层薄薄的胎脂保护着，可以避免长期泡在羊水中而受伤害。胎宝宝的耳朵不再是紧贴着耳根，变得立体了，可能已有听力。

孕妈妈：肚子很明显了

到20周左右，子宫底已经到达孕妈妈的肚脐处，下腹部明显隆起。因为激素的刺激，会发生黑色素沉积和皮肤的变化，如肚子中间出现一条黑线，黑线的深浅每个人都不一样，一般皮肤偏黑的孕妈妈黑线会更明显。

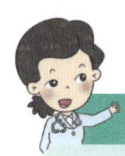

马大夫告诉你

日渐增大的子宫将腹部外挤，致使腹部向外膨胀，腰部曲线完全消失，已接近典型的孕妇体形。膨大的腹部破坏了整体的平衡，很容易感觉疲劳。此外，还伴有腰痛、失眠、小腿抽筋等不适。这就要求孕妈妈在日常生活中要注意休息，多出去呼吸些新鲜空气，活动一下筋骨。

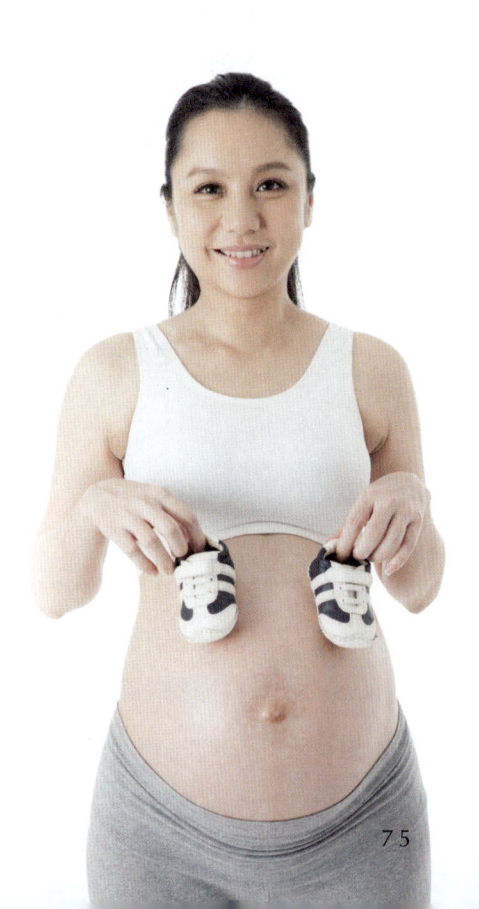

孕5月 饮食宜忌

宜

孕中期，每天钙需求量为 1000 毫克

孕妈妈在孕早期的钙需求量与孕前基本相同，每天 800 毫克。因此，每天喝 300 毫升的鲜奶或酸奶再加上正常的饮食，就可以满足孕妈妈每天的钙需求量了。

到了孕中期，胎宝宝快速生长，孕妈妈对钙的需求量有所增加，为每天 1000 毫克。所以，此时每天除了喝 300~500 毫升鲜奶或酸奶，还可以适量摄入豆制品、坚果等，必要时可吃补充剂。

孕妈妈从食物中补钙以乳类及乳制品为好，虽然乳类的含钙量不是最高的，但是其吸收率是最好的。另外，海产品中的虾皮、海带含钙量也较高，虾皮比较咸要适量吃。坚果、豆类及豆制品、绿叶蔬菜中的钙也较多，它们都是补钙的良好来源。

钙和维生素 D 一定要同补

维生素 D 是一种脂溶性维生素。维生素 D 可以全面调节钙代谢，增加钙在小肠里的吸收，维持血中钙和磷的正常浓度，促使骨和软骨正常钙化。

维生素 D 主要来源于动物性食物，如肉、蛋、奶、深海鱼、鱼肝油等。维生素 D 的另一个主要来源是晒太阳，上午 9~10 点和下午 4~5 点都是晒太阳补维生素 D 的好时段。

孕中期补钙可以食物 + 钙片

从孕中期开始，胎宝宝进入了快速发育的时期，必须补充足够的钙质来保证四肢、脊柱、头颅骨和牙齿等部位的骨化。中国营养学会推荐孕妈妈在孕中期每天摄入 1000 毫克的钙。孕妈妈如果在孕中期不能保证每天摄入 300~500 毫升牛奶（或含有等量钙质的奶制品），就需要补充一定量的钙剂。但现在市场上的一些钙剂中含有对孕妈妈身体有害的元素，如镉、铋、铅等，长期服用可能导致重金属中毒，因此建议孕妈妈买质量有保障的钙剂。

妊娠糖尿病患者要选低脂、脱脂奶

妊娠糖尿病患者每天可适量饮用牛奶。普通牛奶中含有一定的糖,妊娠糖尿病患者不宜饮用过多,推荐喝低脂、脱脂奶,以利于控制体重,调节糖代谢。

> **孕妈妈经验分享**
>
> **乳糖不耐受可以喝酸奶补钙**
>
> 我喝完牛奶会出现腹胀、腹痛、腹泻等症状,所以选择喝酸奶。
>
> 酸奶是在牛奶中加入一定量的乳酸菌,经发酵制成的,发酵使得原奶中的部分乳糖被分解,更有利于胃肠消化、吸收蛋白质和脂肪。酸奶是乳糖不耐受人群的良好选择。另外,最好选择无糖原味酸奶,以避免血糖升高。

多补充能促进胎宝宝视力发育的营养素

维生素 A 与能感受光线明暗的视紫红质的形成有密切的关系,对胎宝宝的视力发育有至关重要的作用。在胎宝宝的成长过程中,维生素 A 还有许多其他的重要作用,如促进器官发育、提高抵抗力等。中国营养学会推荐正常女性和孕早期女性每天摄入维生素 A 700 微克,孕中期和孕晚期女性每天摄入量为 770 微克,所以这个月要适量增加维生素 A 的摄入量。

动物性食物如动物肝脏、肉类等不但维生素 A 含量丰富,而且易被人体吸收,是补充维生素 A 的良好来源。

多吃富含 β-胡萝卜素的食物

β-胡萝卜素通过胃肠道内的一些特殊酶的作用可以催化生成维生素 A,它在红色、橙色、深绿色植物中广泛存在,胡萝卜、菠菜、南瓜、芒果等是 β-胡萝卜素的重要来源。

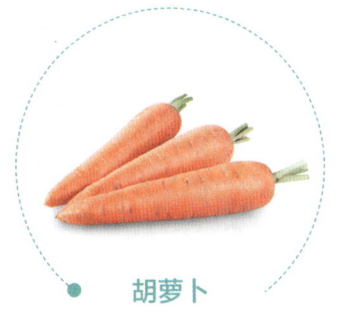

胡萝卜
每 100 克含有 4107 微克 β-胡萝卜素,相当于维生素 A 685 微克

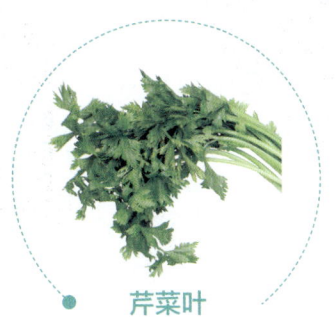

芹菜叶
每 100 克含有 2930 微克 β-胡萝卜素,相当于维生素 A 488 微克

经常喝粥

由于怀孕，孕妈妈肠胃功能比较弱。粥要熬煮较长的时间，粥里的营养物质析出充分，容易吸收。莲子红枣粥、玉米粥、绿豆粥、南瓜粥都很适合孕妈妈食用。煮粥前最好将米用冷水浸泡半小时，让米粒膨胀开。这样做节省熬煮的时间，而且熬出的粥酥软、口感好。

注意荤素搭配

孕中期的饮食越来越重要了，一定要荤素搭配合理。如果孕妈妈担心发胖或担心胎宝宝过大而自行限制饮食，则有可能造成营养不足，严重时甚至会患贫血或影响胎宝宝的生长发育。一般来讲，本月孕妈妈每周体重增加350克左右属正常范围。

建议每天摄取蔬菜400~500克，至少一半是新鲜绿叶蔬菜，适量增加鱼、禽、蛋、瘦肉的摄入。

适当摄取植物油，补充必需脂肪酸

人体的必需脂肪酸主要存在于植物油里，动物油里的含量极少。研究还发现，孕妈妈在怀孕期间适当多吃些植物油，胎宝宝出生后患湿疹的可能性会减少，另外头发发质也会变好。因此孕妈妈要适当多食用玉米油、花生油、橄榄油等。

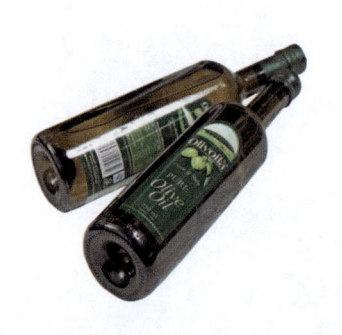

橄榄油、油茶籽油
单不饱和脂肪酸含量较多

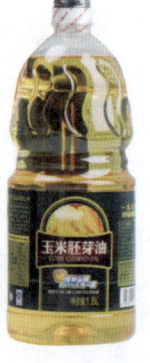

玉米油、葵花籽油
富含亚油酸

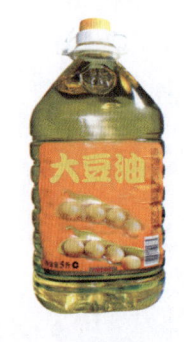

大豆油
富含两种必需脂肪酸——亚油酸和α-亚麻酸

忌

补钙过量

凡事过犹不及，补钙如果过量，也会对孕妈妈和胎宝宝造成危害。研究表明，孕期摄入过量的钙可能会对胎宝宝产生不利影响。补钙过多可能会导致机体对其他矿物质，如铁、磷、镁等的吸收利用率减少。孕妈妈如果在服食钙片的同时还在喝孕妇奶粉和牛奶，那最好计算一下每天摄入的钙的总量，以控制在合理范围内。

补铁同时喝牛奶或服钙剂

孕妈妈在吃富含铁的食品或服用补铁剂时，不要同时服用补钙剂，这是因为钙会影响身体对铁的吸收。在服用补铁剂时不要喝牛奶，否则牛奶中的钙、磷会阻止铁吸收。

饭后马上吃钙片

钙容易与食物中的油类结合形成皂钙，导致便秘；跟食物中的草酸结合形成草酸钙，容易形成结石，最好不要饭后马上吃钙片。一般饭后半小时食物消化已基本结束，是最佳的补钙时间，此时可以吃钙片或喝牛奶。

用豆浆代替牛奶

就补钙而言，豆浆远不及牛奶。如果是为了补钙，孕妈妈不能用豆浆代替牛奶。豆浆更重要的作用是补充人体所需的其他营养物质，如大豆异黄酮、维生素D等，这些物质能够更好地促进钙吸收。孕妈妈在保证每天摄入的基础奶量不变的前提下，可以每天喝一些豆浆，但绝不能用豆浆替代牛奶来补钙。

马大夫告诉你

补钙，吸收率才是王道

不仅孕期需要补钙，在任何年龄段都要重视摄取充足的钙，因为全身骨骼都需要钙来支撑。补钙，不在于你补了多少，关键要看身体吸收了多少，有的时候虽然吃了很多高钙食物，但是被阻碍了吸收、被浪费，就无法实现预期的效果。我们需要避开那些影响钙吸收的食物。

食物	成分	影响
咸菜、酱菜、腐乳、酸菜等	钠	摄入盐越多，尿中排出的钙量就越多
可乐、甜饮料、加工肉制品	磷酸	降低钙的吸收利用率
菠菜、苋菜	草酸	影响钙吸收
巧克力	咖啡因	加速钙流失

过量进食

大多数孕妈妈胃口会突然变大，饥饿感总是如影随形。不过，不要因为胃口开了，饮食就毫无顾忌了——不能过量进食，特别是高糖、高脂肪食物。如果此时不加限制，会使胎宝宝生长过大，给以后的分娩带来一定困难。

孕中期，热量摄取仅比孕前多了300千卡（约为1碗米饭的热量），其他食物如鸡蛋、肉类、豆制品等每天比之前多吃50~100克即可。

只吃精米精面

孕妈妈不要只吃精米精面。精米精面之所以"精"是因为它经过了反复加工，看起来更白、更细、更美观，但富含铁、锌、锰、磷及各种维生素的粮食表皮部分被完全去掉了。长期食用这种精米精面，必然会导致微量元素及维生素缺乏，由此引起一系列疾病。粗米粗面虽然看起来黑一些，但它们却是富含人体所必需的各种营养素的"完整食品"。

经常食用黄油

黄油含有大量脂肪，过多食用容易造成摄入脂肪过剩，沉积在血管中形成血液垃圾，妨碍血液流通，进而使得胎宝宝供血不足，导致胎宝宝发育不良。

食用含铅量高的食物

如果孕妈妈的血铅水平高，会直接影响胎宝宝的发育，容易造成先天性智障或畸形。孕妈妈要避免食用含铅量高的食物，如皮蛋、爆米花。有些漂亮餐具内的花饰也可能含铅，应该注意。

吃饭太快

吃饭时咀嚼不充分，食物进入胃肠道后不能与消化液充分混合，会影响身体对食物的消化吸收。食物中的营养不能被人体充分利用而排出体外，久而久之，人会营养不良。一些富含膳食纤维的食物如果咀嚼不充分，会增加胃肠道的消化负担。所以，孕妈妈要养成细嚼慢咽的吃饭习惯，让食物的营养充分为身体所用。

吃久存的土豆

土豆本身含有生物碱，存放的时间越久，生物碱含量就越多；而且久放的土豆会生芽，这是茄碱超标的表现，吃得多可能会影响胎宝宝的正常发育，导致畸形。即使削去芽吃，也不能证明毒素被去掉了。

孕5月
生活细节宜忌

宜

孕20周后应密切监测血压变化

正常情况下，本月孕妇的血压较为平稳，孕20周是监测血压的关键时期，孕妈妈在孕20周以前出现高血压，多是原发性高血压；如果20周以前血压正常，20周以后出现高血压，并伴有蛋白尿及水肿，则是妊娠高血压。

健康年轻女性的正常血压是收缩压＜120mmHg，舒张压＜80mmHg。如果你的血压在一周之内至少有2次高于140/90mmHg，而你平常的血压都很正常，那么医生会为你多次测量血压，以判断你是否患有妊娠高血压。

> **孕妈妈经验分享**
>
> **测量一次血压偏高，不能说明什么**
>
> 一起做产检的小姑娘一到医院就紧张，心跳加速，测量出的血压结果比较高，但每次她自己量的话，血压值就很正常。其实，去医院没必要这么紧张，放松心态，很多检查都会很顺利的。医生也说了，一次血压偏高不能说明什么，可能是紧张，也可能是在医院楼上楼下跑得匆忙了点，歇10~15分钟再进行测量，数值就准确了。

定期查看宫高和腹围

孕妈妈的宫高、腹围与胎宝宝的大小关系非常密切。在孕早期、孕中期时，通常每周宫高增加1厘米。到了孕晚期，医生通过测量宫高和腹围来判断胎宝宝的体重。所以，医生每次做产前检查都要测量孕妈妈的宫高和腹围，以此来估计胎宝宝的宫内发育情况；同时需要根据宫高妊娠图曲线，判断胎宝宝是否发育迟缓或是否是巨大儿。

宫高	腹围
通过测量宫底高度，如发现与妊娠周数不符，过大或过小都要寻找原因，如做B超等检查，确定有无双胎、畸形、死胎、羊水过多或过少等问题。	测量腹围可以了解宫腔内胎宝宝生长发育的情况及子宫大小是否符合妊娠周数。测量时，取平卧位，以肚脐为准，水平绕腹一周，测得的数值就是腹围。

孕期的宫高变化

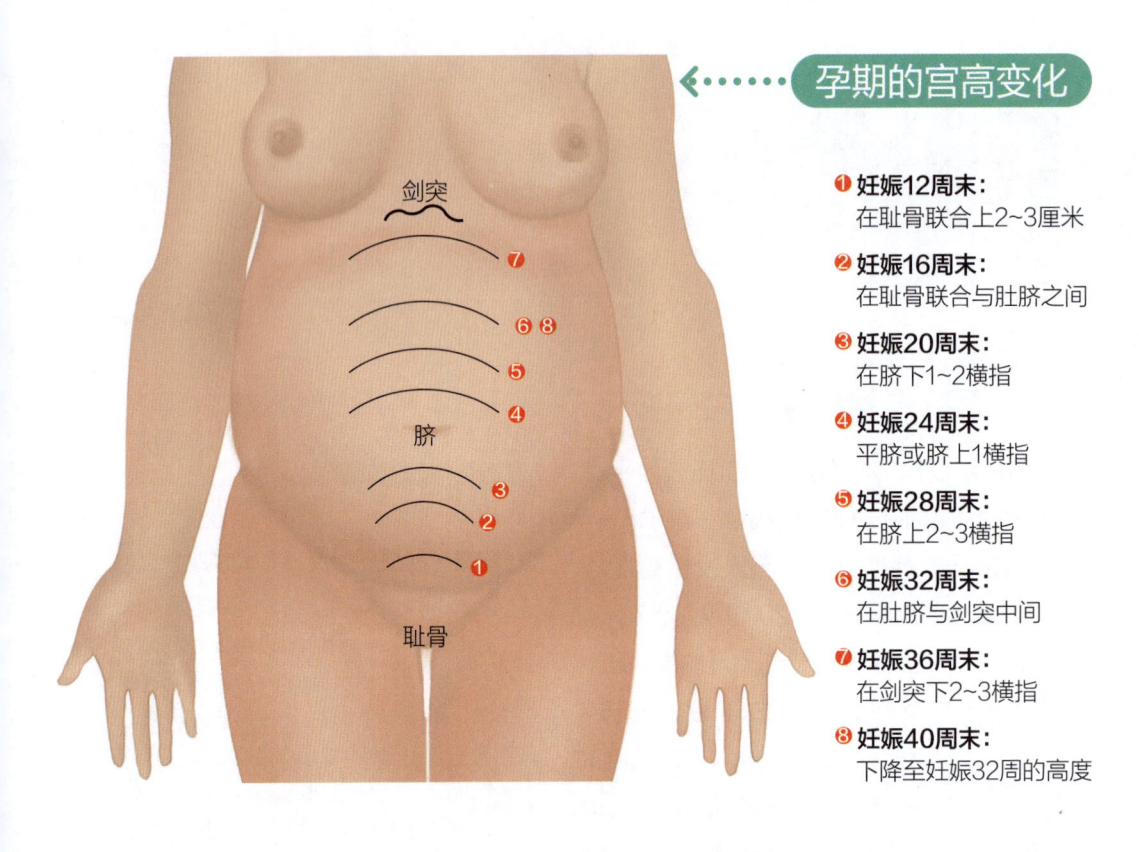

标注说明：
- 剑突
- 脐
- 耻骨

❶ **妊娠12周末：**
在耻骨联合上2~3厘米

❷ **妊娠16周末：**
在耻骨联合与肚脐之间

❸ **妊娠20周末：**
在脐下1~2横指

❹ **妊娠24周末：**
平脐或脐上1横指

❺ **妊娠28周末：**
在脐上2~3横指

❻ **妊娠32周末：**
在肚脐与剑突中间

❼ **妊娠36周末：**
在剑突下2~3横指

❽ **妊娠40周末：**
下降至妊娠32周的高度

上下楼梯注意安全

孕妈妈在爬楼梯时先脚尖着地，然后脚后跟落地，腰部挺直，确保每一步都踩稳，最好扶着楼梯扶手慢慢爬梯而上。下楼时不要过于弯腰或挺胸凸肚，看准脚下台阶再迈步。

选择防滑鞋

孕妈妈在买鞋的时候，要选择鞋底较厚、摩擦性好的鞋，这样的鞋可以在走路的时候帮助减震，而且防滑效果好，不容易滑倒。要考虑鞋子的舒适度，脚尖位置要宽松，能让脚趾舒服伸展，脚跟部位要牢靠。

最好买调整型哺乳内衣，生完孩子也能穿

整个孕期乳房会不断胀大，每当你感到胸罩小了，就要更换一件合适的，以减少重力对于乳房韧带的牵拉。整个孕期可能需更换2~3次胸罩尺码。买内衣的时候最好买调整型的，并且是方便哺乳的，这样生完孩子也能穿。

乳头内陷要及时矫正，以免影响哺乳

如果孕妈妈有乳头内陷，可先用温水擦洗，再用手指牵拉；严重乳头内陷者，可以借助乳头吸引器或矫正内衣来矫正。使用吸引器的时候要注意，一旦发生下腹疼痛应立即停止，有流产史的孕妈妈尽量避免使用吸引器。

还可以通过提拉乳头的按摩方法进行纠正。

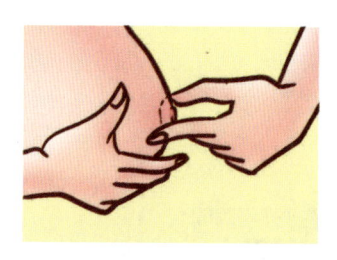

1. 用一只手托着乳房，另一只手以拇指、食指和中指牵拉乳头下方的乳晕，改善伸展性。

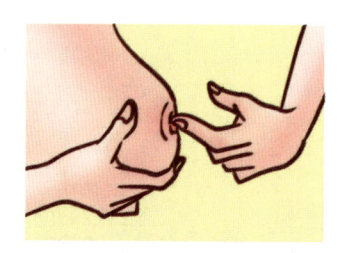

2. 抓住乳头，往里压，感到疼痛为止。

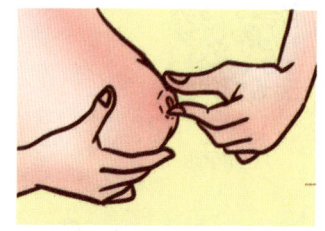

3. 用手指拉住乳头，然后轻轻转动，反复2~3次。

疲劳困乏，及时调整状态

孕妈妈一个人担两副担子，非常容易疲劳，要学会及时休息，缓解疲劳。即使工作中的孕妈妈没有感到疲劳，也要1小时休息1次，哪怕是5分钟也好。

如果条件允许，最好能到室外或阳台上去呼吸新鲜的空气，活动一下身体。孕妈妈可以闭目养神片刻，然后用手指尖按摩前额、两侧太阳穴和后脖颈，每处拍16下，有健脑的作用。孕妈妈可以听一些优美抒情的音乐或胎教音乐，调节情绪。

身体状态允许的情况下，适当增加运动强度和运动时间

孕妈妈应掌握自己的身体状况，在身体状态允许的情况下，适当增加运动强度和运动时间。但运动最可贵的是坚持不懈，让身体一直处于舒适状态更有利于坚持，也有利于身心健康。

如果在孕早期进行锻炼时，孕妈妈的身体不适感较重或体能跟不上，在步入孕中期后就不要随意增加运动强度，否则会加重身体的疲劳感。

背部舒展运动，改善孕中期腰背疼痛

随着腹部的增大，很多孕妈妈都有背部和肩部疼痛的情况。孕妈妈可以通过简单的运动，如舒展运动、游泳等来缓解背部和肩部疼痛。

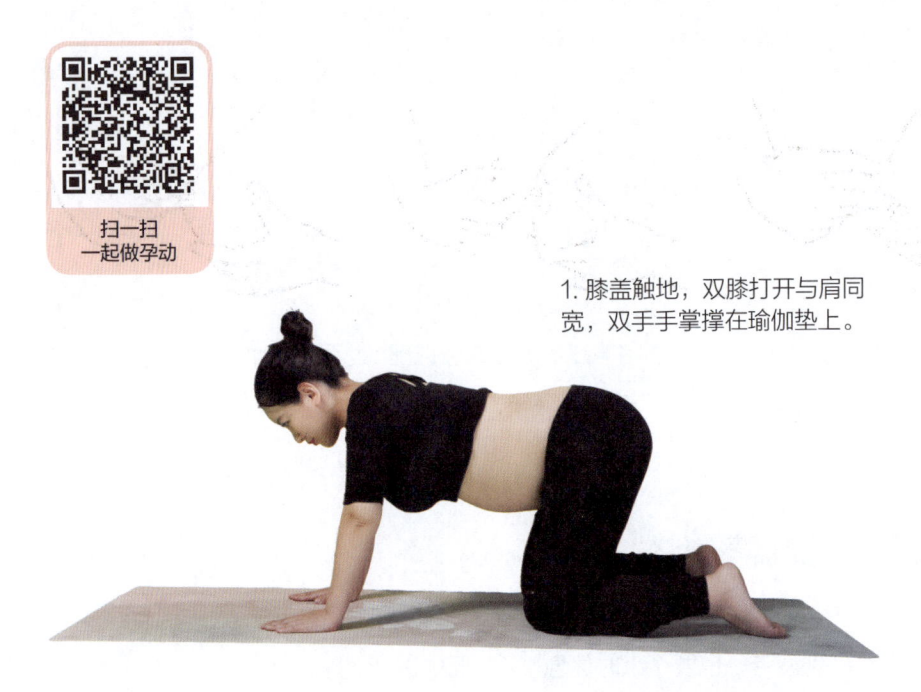

扫一扫
一起做孕动

1. 膝盖触地，双膝打开与肩同宽，双手手掌撑在瑜伽垫上。

2. 吸气，找到身体重心，呼气，左手撑地，右手臂从左手臂下穿过，身体重心随之倾斜，头向左转。左右轮换，重复动作 4 次。

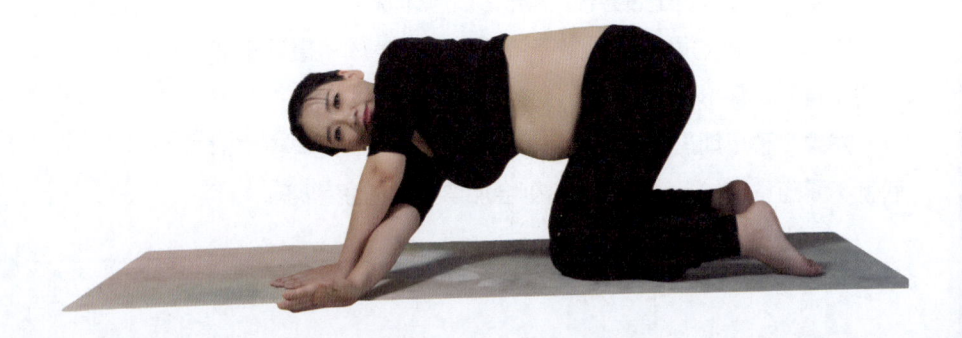

忌

长时间站立、行走或静坐

不要长时间站立、行走或静坐。坐着时，不要靠在向后倾斜的沙发背或椅背上，最好坐直身体（坐直身体可以减少主动脉受到的压力）。长时间站立和行走，会影响下腔静脉和腹主动脉的血液供应量。

不注意睡姿

妊娠5个月以后，子宫会迅速增大，此时的睡姿容易对孕妈妈和胎宝宝产生影响，主要是增大的子宫对腹主动脉、下腔静脉、输尿管有压迫。孕妈妈从这时起就要注意睡姿了。

建议采用左侧卧睡姿。当孕妈妈采取左侧卧位时，右旋的子宫得到缓解，减轻了其对腹主动脉、下腔静脉和输尿管的压迫，同时增加了子宫胎盘血流的灌注量和肾血流量，使回心血量和各器官的血液供应量增加，有利于减少妊娠高血压的发生，减轻水钠潴留和水肿。

马大夫告诉你

不必苛求整夜都保持左侧卧位

虽然左侧卧位有种种好处，但是不要求孕妈妈整夜都保持左侧卧位，毕竟如果整夜保持一种睡姿也会觉得累，孕妈妈只要做到以下几点就足够了：

1. 躺下休息时，尽量采取左侧卧位。
2. 半夜醒来时发现自己没有采取左侧卧位，就改为左侧卧位，如果感觉不舒服，就采取让自己舒服的体位。胎宝宝有自我保护能力，如果它感觉不舒服，就会让你醒来，或者让你在睡梦中采取舒服的体位。
3. 孕妈妈要相信身体的自我保护能力，如果仰卧位压迫了动脉，回心血量减少导致血供不足，即使在睡眠中也会自我改变体位。切记，感到舒服的睡眠姿势就是最好的姿势。

戴隐形眼镜

怀孕期间，孕妈妈眼角膜的含水量通常比健康普通人高，如果这时戴隐形眼镜的话，容易因为缺氧而导致角膜水肿，从而引发角膜炎、溃疡，甚至导致失明。孕妈妈的角膜曲度也会随着怀孕周期而改变，使近视的度数增加或减少。如果勉强戴隐形眼镜的话，容易因为不适而造成眼球新生血管明显损伤，甚至有可能导致角膜上皮剥落。此外，如果隐形眼镜不干净，很容易引起角膜炎、结膜炎等。

装修

装修材料不可避免地会挥发苯、甲醛等气体，对孕妈妈和胎宝宝都会造成不良影响。苯化合物已经被确定为强烈的致癌物质，它会导致胎宝宝有先天性缺陷。即使是低剂量的甲醛，长期接触也会引起慢性呼吸道疾病等，造成新生儿体质下降。所以，孕期不要装修。

接触 X 线

X 线能穿透人体，使组织细胞发生物理或化学变化，造成不同程度的损伤。胎宝宝对各种放射线敏感，照射严重的话会造成畸形、致死、智力低下等，孕妈妈一定不要拍腹部的 X 光片。

用暖宝宝取暖

暖宝宝是非常便捷的取暖产品，隔着一层衣服在身体的某个部位一贴，就能暖乎乎地保持一整天。但是孕妈妈不适合用暖宝宝，因为其温度较高。而胎宝宝对温度敏感，这么高的温度会增加孕妈妈流产或胎宝宝畸形的风险。

房间随意摆放花草

花草让人赏心悦目，但也会让孕妈妈产生不适，家里的花草不能随意摆放。

茉莉、丁香、水仙	花香浓郁，容易引起恶心、呕吐、头疼
万年青、五彩球、洋绣球、迎春花	可能导致皮肤过敏
夜来香、丁香	呼出二氧化碳，降低居住环境的空气质量

孕5月 协和专家会诊室

4个月以后可以有性生活吗？

马大夫答： 孕中期是可以有性生活的，但建议不要过频，以一周一次为宜。此外，我们建议性生活采用男方在后、女方在前的姿势，相当于搂抱式，这样对孕妈妈腹部的压迫会小一点。孕晚期的性生活要节制，临产前1个月禁止性生活。

宫高与预测的孕龄不符合怎么办？

马大夫答： 在做产前检查时，医生会给你一个宫高的具体数值，如果你的宫高与这个数据不符合，就要观察自身的变化，只要宫高随着孕周增长而逐渐增高，胎宝宝大小合适，就没有问题。医生若没有建议你做进一步的检查，就不用担心。

照四维彩超会对胎宝宝产生不良影响吗？

马大夫答： 四维彩超是在三维彩超图像的基础上加了时间维度参数，可以实时观察胎宝宝的动态图像。做四维彩超时，B超探头在身体同一个部位上停留时间很短，不会对胎宝宝造成不良影响。

能根据胎动判断性别吗？

马大夫答： 没有任何科学证据说明胎动可以判断性别，每个孩子的性格都是不一样的，还是把这个谜底留到分娩那一刻揭开吧。

Chapter **6**

孕6月
预防缺铁性贫血

胎宝宝 有话说	我的听觉功能已经相当完善了，我能听到妈妈的说话声、爸爸朗读诗歌的声音，甚至能听到妈妈肠胃发出的"咕噜"声。
马大夫 温馨提示	孕中期的孕妈妈对铁的需求量增加，如果铁的摄入量不足，孕妈妈可能会发生缺铁性贫血，这对孕妈妈和胎宝宝都不利。从现在开始补铁，预防缺铁性贫血。

胎宝宝：外观更接近出生时的样子

胎宝宝的身长约 30 厘米，体重 600~750 克，约为 4 个苹果的重量。几乎所有的器官构造都形成了，只需做一些细微的调整就行了。

孕妈妈：肚子越来越像个"球"

孕妈妈的身体越来越重，子宫日益增大，会压迫到肺。孕妈妈在上楼时会感觉吃力，呼吸相对困难。

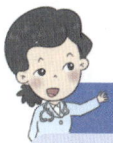

马大夫告诉你

出现明显缺铁症状时，可服用铁剂

对某些孕妈妈来说，仅从饮食中摄取铁有时还不能满足身体的需要。一些出现明显缺铁性贫血症状的孕妇，可在医生的指导下选择摄入胃肠容易接受和吸收的铁剂。有的孕妈妈认为，只要不贫血就不用吃补铁食物。其实，铁元素能保证给胎宝宝正常供氧，还能促进胎宝宝的正常发育、防止早产。孕中期的孕妈妈不管是否贫血，都要注意补铁。

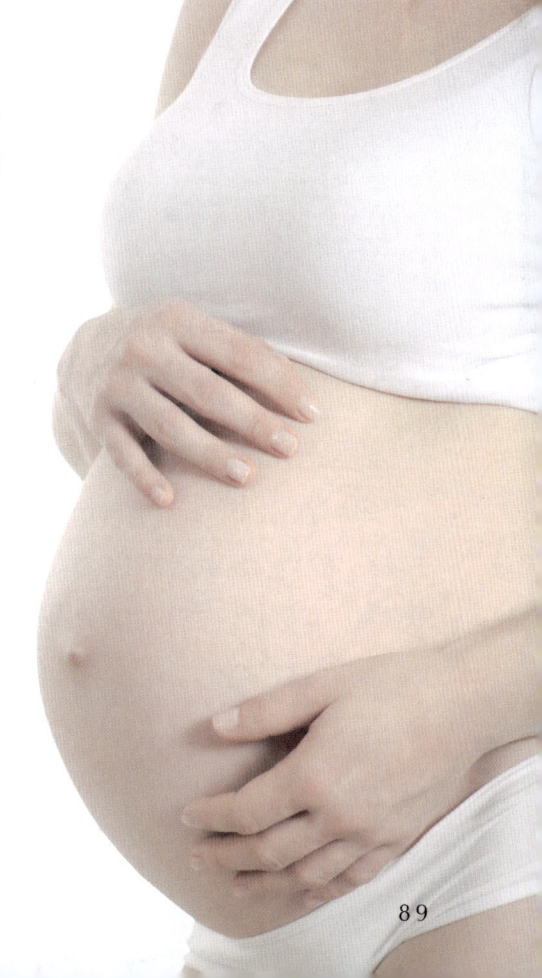

孕6月 饮食宜忌

宜

补铁，预防缺铁性贫血

铁能够参与血红蛋白的形成，从而促进造血。如果铁的摄入量不足，孕妈妈可能会发生缺铁性贫血，这对孕妈妈和胎宝宝都不利。

对孕妈妈影响	贫血	对胎宝宝影响
心跳加快、疲乏无力、食欲减退、情绪低落，增加妊娠高血压的发病率，机体抗病能力下降，以及宫缩不良、产后出血、失血性休克等		早产，干扰胎宝宝的器官形成，胎宝宝体重低及生长迟缓，出生后宝宝容易贫血

孕中期以后，孕妈妈的铁需求量增加。在孕4~7月，孕妈妈平均每日铁的摄入量为24毫克；孕8~10月，每天应增加到29毫克。

补铁首选动物性食物

铁元素分两种，血红素铁和非血红素铁。前者多存在于动物性食物中，后者多存在于蔬果和全麦食品中。血红素铁更容易被人体吸收，因此，补铁应该首选动物性食物，如牛肉、动物肝脏、动物血、鱼肉等。

植物性食物可作为补铁的次要选择

植物性食物中的铁的吸收率比动物性食物低,同时植物中的植酸、草酸等也会影响铁吸收,因此植物性食物的补铁效果不是很理想。但是一些含铁量比较高的植物性食物可以作为补铁的次要选择,如黄豆、小米、红枣、桑葚、豌豆苗、芝麻、木耳等。

同时补充维生素C,促进铁吸收

铁有三价铁和二价铁,二价铁(还原态的铁)比较容易被人体吸收。维生素C具有强还原性,能把三价铁还原成二价铁,从而促进机体对铁的吸收。维生素C是治疗贫血的重要辅助药物。因此,补铁的同时吃些富含维生素C的食物,可促进补铁补血的功效。维生素C多存在于果蔬中,橙子、猕猴桃、樱桃、柠檬、西蓝花、南瓜等均含有丰富的维生素C。孕妈妈可以在食用补铁食物时搭配吃一些富含维生素C的果蔬,是促进铁质吸收的好方法。

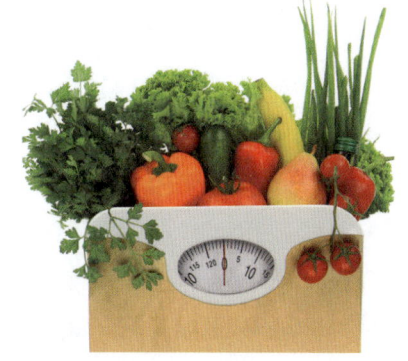

尽可能吃新鲜的水果、蔬菜,因为果蔬储存越久,维生素C损失越大。如果要保存,尽可能储存在冰箱里,并且保存时间不要太长

适当饮用孕妇奶粉,弥补营养不足

孕妇奶粉是在牛奶的基础上添加了孕期所需要的营养成分,包括叶酸、铁质、钙质、DHA等营养素。有些孕妇奶粉特别添加了活性BL双歧杆菌,可保护肠黏膜,维持肠内菌群的繁殖,不容易便秘,营养吸收效果更好。从营养成分来讲,孕妇奶粉优于鲜奶。从孕中期开始,可适当补充孕妇奶粉,弥补营养不足,但一定要选择大品牌、质量有保证的孕妇奶粉。

喝些酸奶,促进肠道健康

孕妈妈饮用酸奶,可以促进肠道健康。对于上班久坐的孕妈妈来说更加有益,可以防止因为缺少运动而导致的消化不良和脂肪堆积。经过乳酸菌发酵后,酸奶中的肽、氨基酸等颗粒变得微小,游离酪氨酸的含量大大增加,吸收起来也更容易。

适当吃些鱼头

鱼头中含有的与人的大脑功能有关的营养物质极为丰富，如卵磷脂、DHA（它们是中枢神经递质乙酰胆碱的重要来源）。多摄取卵磷脂、DHA，可增强孕妈妈的记忆力、思维与分析能力，还能促进胎宝宝的大脑形成和发育。

经常更换烹饪油的品种

建议经常更换烹饪油的品种，即一种油吃完就换另一种油，以保证脂肪酸结构的平衡。另外，植物油性质不稳定，容易氧化变质，所以应该密封保存。尽量不要买太大桶的油，以减少保存时间，保证植物油的质量。

大豆油和菜籽油富含亚油酸、α-亚麻酸，它们可以合成EPA（脑白金）、DHA（脑黄金），常吃可以促进胎宝宝的大脑发育。每天食用烹饪油最好不超过25克，另外，油加热时，刚起薄烟的温度就是烟点。油加热至烟点品质就开始劣化，所以不要经常用食用油炸食物。

按照油的烟点选择烹饪方式

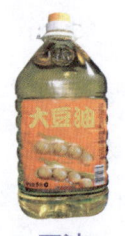

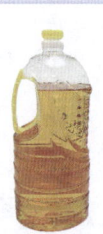

豆油	花生油	玉米油	菜籽油
精制豆油的烟点一般在210℃以上，烟点较高，适合炒菜	花生油的烟点一般在230℃，适合炒菜；而且花生油的香味醇厚，烹饪时稍放一点，菜品就格外诱人	精炼过的玉米油的烟点约为232℃，很适合炒菜，稍加热后也可以用于制作凉拌菜	适合炒菜，不建议用于煎炸

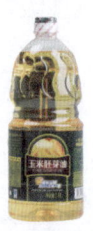

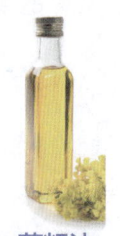

多吃防止黄褐斑的食物

在孕期，很多孕妈妈会出现黄褐斑。要防止黄褐斑的出现，除了注意休息，还要多喝水、多吃蔬菜和水果，尤其是番茄，它含有抗氧化剂番茄红素，可以很好地抗氧化。西蓝花、黄瓜、草莓等富含维生素C的蔬菜和水果还可以增强皮肤弹性。

多吃促进乳房发育的食物

孕妈妈在孕期保护好乳房，不仅可以让乳房兼顾健康和美丽，还能促进乳汁分泌，为宝宝提供充足的"口粮"。

黄豆
所含的异黄酮类物质能有效调节孕妈妈体内的雌激素分泌，有助于保持乳房的美感，延缓乳房衰老。

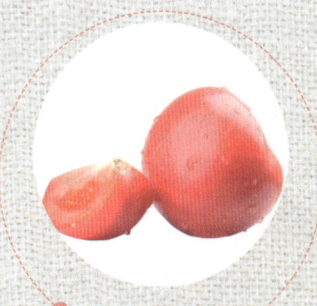

山药
可以帮助乳房第二次发育，让孕妈妈的双乳不松弛、不下垂。

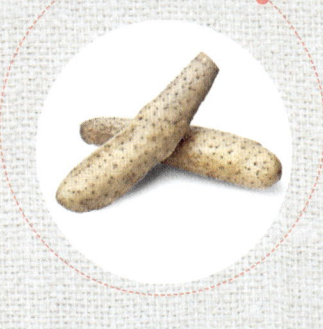

芋头
含有黏蛋白，对缓解乳房疼痛有很好的效果。

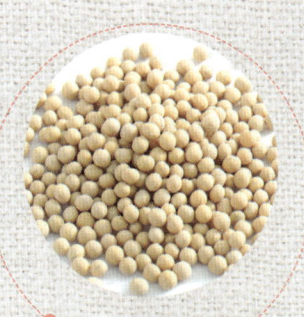

番茄
含有番茄红素、维生素C、胡萝卜素、烟酸等，让乳腺保持通畅，守护乳房健康。

补充牛磺酸，促进胎宝宝的视网膜发育

牛磺酸是一种氨基酸，能提高视觉功能，促进视网膜的发育，同时促进大脑的生长发育。研究表明，眼睛的角膜有自我修复能力，而牛磺酸能加强这种能力，保护眼睛健康。人体缺少牛磺酸会导致视网膜发育不足，不利于胎宝宝的视力发育。建议孕妈妈每天通过饮食补充适量牛磺酸，富含牛磺酸的食物有牛肉、青花鱼、墨鱼、虾等。

忌

轻视加餐

孕期6个月的时候，胎宝宝对营养的需求是孕早期的五六倍，孕妈妈也因此更容易饿，所以除了吃好正餐，也要重视加餐的质量，少食多餐是此阶段的饮食方式。

把无糖饮料当水喝

很多无糖饮料并非真正无糖，而是用人造甜味剂（如阿斯巴甜）代替了糖，很多人以为这种饮料会比含糖饮料更健康。然而最新研究表明，如果孕妈妈平均每天喝一罐含人造甜味剂的饮料，早产的概率会增加38%；每天喝4罐以上，早产的概率最高可增加78%。

经常吃快餐

很多西式快餐中含脂肪、糖类较多，而含膳食纤维、维生素等相对较少，非常不利于身体健康，如炸薯条。另外，吃了快餐还会暂时拥有饱腹感，影响进食其他食品，从而影响营养素的摄入。

长期高脂肪饮食

长期高脂肪饮食会让体内脂肪堆积，血脂相应升高，影响糖代谢。一旦糖代谢紊乱，会产生大量的脂肪酸，使生成酮体的量超出自身能利用的量，导致酮体在血液内堆积，以致血中酮体增加超过正常值，尿酮体阳性，引发酮症，出现严重脱水、唇红、头昏、恶心、呕吐等症状。

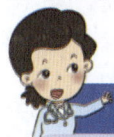

马大夫告诉你

"三餐两加餐"为宝宝补充足够的营养

随着胎宝宝的成长，他们对营养的需求增加。孕妈妈要照顾胎宝宝变大的"胃口"，为其成长提供充足的营养，就需要养成良好的饮食习惯，坚持"三餐两加餐"的进食原则。三餐，就是早、午、晚餐，定时吃；两加餐，是指两餐之间安排加餐。

1. 早午餐之间，上午10点加一餐，既能补充营养，又能缓解疲劳。
推荐：全麦面包1片+1杯温牛奶/酸奶/鲜榨果汁。
坚果7~10克+适量水果（取每天200克中的一部分）。

2. 午晚餐之间，下午3点加一餐，补充体力。
推荐：水果、全麦面包、坚果、肉干之类的零食。
另外，如果晚餐到睡前这段时间饿了，也不要硬挺着，可以适当吃点食物饱腹、暖胃，帮助睡个好觉。
推荐搭配：1/2杯牛奶或1个鸡蛋或一小碗小米粥。

孕6月 生活细节宜忌

宜

孕20~24周做B超大排畸

B超大排畸是指通过B超了解胎宝宝组织器官的发育情况，主要排除先天性心脏病、兔唇、多指（趾）、脊柱裂、无脑儿等重大畸形。

一般在孕20~24周做，因为这个时候，胎宝宝在子宫内的活动空间比较大，图像显影也比较清楚。做早了，胎宝宝结构发育不完全，图像显影不清；做晚了，胎宝宝长大了，最佳的观察期也错过了。

了解B超大排畸并不是万能的

做B超只能筛查重大的结构缺陷，有的时候因为胎宝宝的肢体被遮挡，无法完全看清楚是否有缺陷，再加上胎位、羊水、机器设备等因素的影响，被遮挡部位的畸形也可能发现不了；而且就算排除了这些因素，还有一些畸形是B超检测不出来的，如耳聋、白内障、外耳畸形等就无法检测出来。

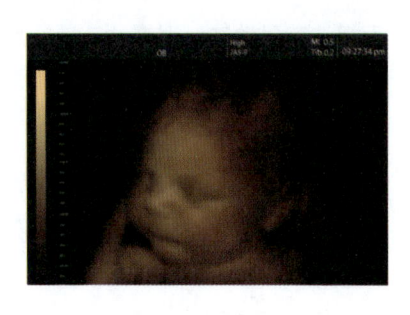

四维彩超是宝宝的第一张彩色照片，孕妈妈可以根据需求来做

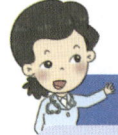

马大夫告诉你

大排畸选二维、三维还是四维？

二维彩超、三维彩超、四维彩超的检查结果都是一样的，大排畸检查不一定要用四维彩超，因为三维彩超和二维彩超同样能检查出来。四维彩超就是能看到宝宝的立体图像，有的准爸妈会把四维图像珍藏起来当作宝宝的第一张照片。一般公立医院采用的是二维或三维彩超，私立医院采用四维彩超的比较多，主要看准爸妈自己的选择了。

做 B 超的时候要把胎宝宝叫醒

B 超大排畸是对胎宝宝头部、脸部、躯干、骨骼等进行全面的检查，需要胎宝宝处于活动的状态，这样便于检查，但有时候胎宝宝并不配合，要么趴着不动，要么不停地吃着大拇指，看不到嘴唇……很多孕妈妈因为胎宝宝的不配合，需要反复做 B 超。一般胎宝宝睡着的时候孕妈妈最好动一动，轻拍肚子叫醒宝宝，或者做一些安全的小运动，实在不行也可以吃点东西将胎宝宝弄醒。

睡会儿午觉，精神好

怀孕后，孕妈妈的睡眠时间比孕前会多一些，睡个午觉，不仅可以养足精神，有利于缓解孕妈妈的疲劳，还能促进胎宝宝的健康发育。但提醒孕妈妈，睡午觉时间不要太长，控制在 1~2 小时为宜，且睡觉姿势要舒服。

尽量不要更换洁面产品

如果孕妈妈一直使用性质温和且具有天然成分的洁面产品，就不用更换。因为怀孕后皮肤容易敏感，很难适应新产品。

游泳，锻炼全身

妊娠的第 6 个月，胎宝宝的状况已经比较稳定了，此时孕妈妈可以适度运动。这样不但能控制体重，还能提高孕妈妈的抵抗力，改善妊娠中的不适，加强骨盆和腰部的肌肉力量，使分娩更容易。游泳是比较好的运动方式，能锻炼全身。

孕妈妈在游泳时，胎宝宝也像进入了游泳的状态，在子宫中漂了起来，会跟着变换到比较舒服的姿势，平静下来。此外，在水中活动的孕妈妈会感到身体轻盈，从而减轻了脚腕和膝盖等部位的肌肉和关节的负担，就连腿部水肿和腰部疼痛也能得到缓解。游泳还能放松孕妈妈的子宫，锻炼肌肉并强化其心肺功能，这都有助于顺产。

按摩乳房，促进乳腺导管畅通

从孕中期开始，孕妈妈的乳腺组织迅速增长，这时做做乳房按摩操，可以疏松乳房内部组织，促进局部血液循环，有利于乳腺小叶和乳腺导管的生长发育，促进产后的泌乳功能正常发挥，还可以有效防止产后排乳不畅。

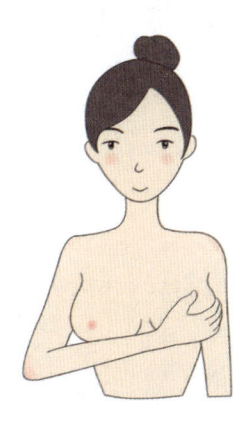

1 挺直腰背，用右手大把握住左侧乳房。

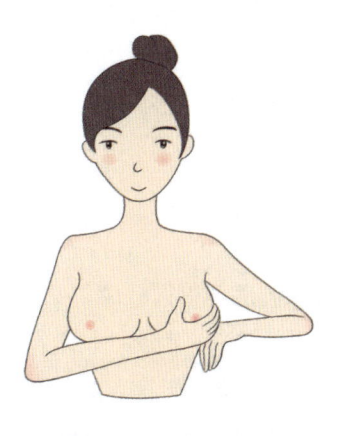

2 将左手手背贴在乳房外侧面，轻轻平推再松开，重复动作3次。

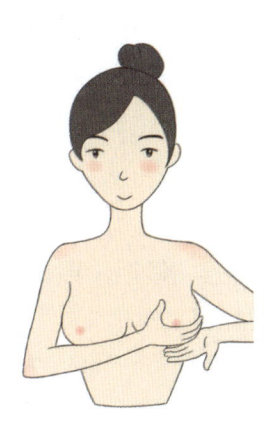

3 将左手掌心向上，用小拇指轻托乳房底部，让乳房有弹跳感，重复动作3次。

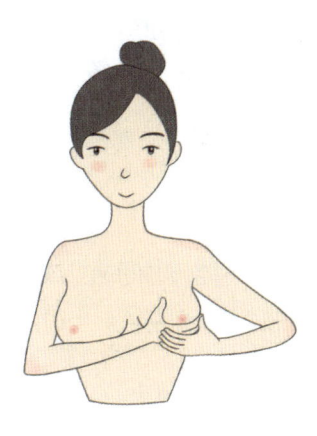

4 张开左手掌从下面托住乳房，往上推动再松开，重复动作3次。

5 换右侧乳房重复步骤1~4。

忌

睡觉的时候压着乳房

此时孕妈妈的乳房继续增大,乳腺也很发达了。睡觉时要采取适宜的睡姿,不要压着乳房,最好采取左侧卧位。如果睡觉时不小心压到乳房,醒来发现乳房上有黏黏的液体,也不要担心,这很可能是初乳。如果感觉疼痛,可能是乳腺导管堵塞,需要及时去医院就诊。

过多刺激乳头

此时乳房变得很敏感,如果过多地刺激乳房、乳头,容易引起子宫收缩。尤其长时间、反复多次、粗暴地刺激乳头,可能会造成流产或早产。因此,在孕期进行性生活时,不要过多刺激乳房。如果乳头凹陷,可以每天向外牵拉几次,但是如果感觉腹部不适,甚至出现腹痛时,就不要再牵拉了。

用含有磨砂颗粒的洗面奶

有的孕妈妈喜欢用含有磨砂颗粒的洁面产品,殊不知磨砂颗粒会通过机械作用过度刺激表皮,破坏皮肤表面的角质层细胞,引起不适。孕妈妈要减少使用含磨砂颗粒的洁面产品。

久站或久坐

孕妈妈不能长时间站立或坐着,也不能总是躺着。在孕中晚期,要减轻工作量,并且避免长时间一个姿势。坐时两腿避免交叠,以免阻碍血液回流。

穿紧口袜

孕妈妈不宜穿紧口袜。医用弹性袜是孕妈妈的理想选择,这种弹性袜以适当的压力让下肢静脉失去异常扩张的空间。坚持穿这种袜子,因静脉曲张引起的不适症状,包括疼痛、抽筋、水肿及瘀积性皮炎等,都会逐渐消除。

孕6月 协和专家会诊室

整个孕期都没有初乳，产后会没奶吗？

马大夫答： 不会的。孕期有少量初乳溢出，那只是部分孕妇会有的现象，不是所有孕妇。孕妈妈不要为了分泌初乳，在孕期过多地刺激乳房，以免引起宫缩。

怀孕6个月了，可肚子还不显怀，需要调理吗？

马大夫答： 每个孕妈妈的情况都是不一样的，有的是前期看着不明显，到了7个多月才慢慢显怀的，只要定期孕检，孕妈妈和胎宝宝都健康就行。

孕期需要补充孕妇奶粉吗？

马大夫答： 补充孕妇奶粉强化了孕妈妈所需的各种维生素和矿物质，如钙、维生素D等的摄入，可以为孕妈妈和胎宝宝补充较全面的营养，孕妈妈可以适当选用。但是饮食是获取营养的最好途径，孕妈妈仍然要以均衡饮食为根本，适当补充孕妇奶粉。

孕期牙龈出血，饮食上应该注意什么？

马大夫答： 如果牙龈总是出血，要去医院查一下血常规和凝血四项。如果指标显示一切正常，就没必要担心，这只是妊娠期牙龈炎。但一定要特别注意口腔卫生，多吃新鲜的蔬菜、水果，多喝牛奶。牙龈出血严重时，要适量补铁，预防贫血，以免对胎宝宝产生影响。此外，不要吃太硬的食物，尽量煲点粥和汤喝。

冬季皮肤好干，洗澡后皮肤痒痒的、掉白屑，孕期该怎么保护皮肤？

马大夫答： 选择没有刺激性的护肤品，如橄榄油、婴儿油等都不错。每次洗完澡，可以涂抹全身，并且可以在腹部涂抹防妊娠纹的护肤霜。

孕6月 协和专家会诊室

经常放屁，感觉好尴尬，怎么办呢？

马大夫答：不用担心，大多数孕妈妈都会有这种情况，怀孕中后期由于子宫扩张，压迫到肠子，使得肠子不容易蠕动，消化不良就容易放屁。建议少吃多餐，多吃新鲜蔬菜、水果，适当运动。

爱出汗是怎么回事？

马大夫答：怀孕后的女性基础代谢率会提高约20%，因此孕妇在孕中期以后很少会感觉到冷，甚至比男性更耐寒、更容易出汗。不过，如果天气转冷了，孕妈妈要适当保暖，不要穿得过于单薄，以不出汗为宜，以免感冒。

平时就不爱吃蔬菜，怀孕后也不爱吃，怎么办？

马大夫答：蔬菜是维生素、矿物质、膳食纤维的主要来源，不爱吃蔬菜极易导致这些营养素缺乏。每天的蔬菜食用量应达到300~500克，而且绿叶菜应占到一半。多吃蔬菜对控制孕期体重、预防便秘特别重要。不爱吃蔬菜的孕妈妈也要尽量调整饮食习惯，根据个人爱好改变烹饪方式，凉拌、清炒，搭配肉类同炒，甚至做粥、做汤。如果已经出现维生素缺乏的症状，要在医生指导下服用膳食补充剂，但主要还是以饮食补充为主。

宝宝白天的胎动不多，而到了晚上却很频繁，这是为什么？

马大夫答：每个胎宝宝都是不同的，习惯也不同，只要有规律就行。白天感觉不到胎动，可能是因为孕妈妈忙着做其他事情，而到晚上休息了，对胎动的感觉更明显一些。这是正常的，没问题。

专题　孕6月 关怀职场孕妈妈

及时缓解抑郁情绪

职场孕妈妈在繁忙的工作之余,要学会适时自我放松,尽量多休息,以免精神过度紧张,对自身和胎宝宝都不利。可以尝试变换一下发型或衣服等,让自己的心情好起来;在着急、生气时,要自我告诫:"胎宝宝在注视着自己呢";向亲朋适当表达自己的情绪和感受,宣泄不佳的情绪;适当上网,浏览一下育儿、早教频道,逛逛论坛,和其他的孕妈妈交流心得,甚至向有过孕育经验的同事或朋友请教,以便让自己在角色转换时不那么焦虑。

选择舒适得体的孕妇职业装

进入孕中期以后,职业孕妈妈由于工作需要,有时要去拜访客户或其他的合作伙伴,但又不想让别人看到自己大腹便便的模样,怎么办呢?可以穿一些品牌的孕妇职业装,既符合职业身份,又不妨碍工作,还很方便舒适,也不会显得身材臃肿。比如,天气不太冷的话,一套能够隐匿身材而又合体舒服的连衣裙,就是一个很不错的选择。孕妈妈千万不能穿一些压迫腹部的紧身衣服,这样容易让身体感觉疲劳,还会影响胎宝宝的发育。

职场孕妈妈出差应选在孕中期

职场孕妈妈如果因为工作需要出差,可以选择在孕中期出行,即孕4~6月,但必须事先做好准备工作。孕中期是较安全且理想的出行时机,怀孕前3个月,孕妈妈由于早孕反应及出于对胎宝宝安危的考虑,不宜外出;而在怀孕后3个月又可能会因为身体不舒服或接近临产期,也不宜出行(我国航空公司规定,孕妇怀孕35周后不得搭乘飞机,怀孕32周以上搭乘飞机须有医疗证明)。

Chapter 7

孕7月
数胎动、做糖耐，
降低生产风险

胎宝宝 有话说	随着体重的不断增加，我皱巴巴的皮肤开始变得舒展，越来越接近新生儿。我头发的颜色和质地也能够看得见了，尽管它们可能会在我出生后发生变化。
马大夫 温馨提示	从孕28周开始数胎动成为孕妈妈的一大任务，这是孕妈妈自我监护的最好方法。根据胎动可以监测胎宝宝的情况。

胎宝宝：肺和大脑越来越成熟

胎宝宝的身长约35厘米，体重1000~1200克，约为1个柚子的重量。脑组织开始出现皱褶样，大脑皮层已很发达；肺也开始迅速发育，肺泡开始成熟，呼吸状况越来越好。胎宝宝的四肢已经相当灵活，可在羊水里自如地"游泳"，胎位不能完全固定，可能出现胎位不正。

孕妈妈：可能遭遇静脉曲张

孕妈妈腹部变得更大，子宫也增大了许多，如足球般大小。宫底高度恰好在脐上1~2指，可能会压迫到下腔静脉的回流，所以孕妈妈容易出现静脉曲张，从而引发下肢水肿。最好的预防办法是避免长时间站立或行走，休息时要把脚垫高，以利于下肢静脉血回流。

马大夫告诉你

进入围生期，预防早产

妊娠第28周，就进入了围生期。所谓的"围生期"，是指怀孕28周到产后1周这一分娩前后的重要时期。这段时期对孕妈妈和胎宝宝来说是容易出现危险的时期，少部分孕妈妈可能出现某些并发症，对自身及胎宝宝的安全构成威胁。如果能够做好围生期的保健工作，可降低孕妈妈及胎宝宝的发病率和死亡率。

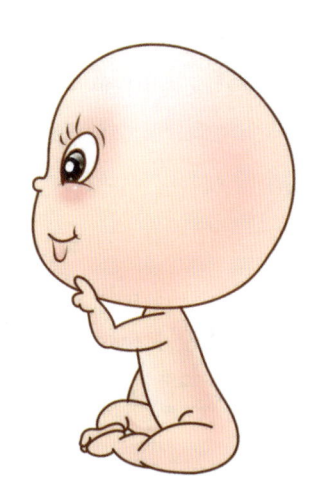

孕 7 月 饮食宜忌

宜

五谷豆类，粗细混搭，每天至少吃 4 种

孕妈妈每天宜摄入多种类的食物，可确保膳食结构的合理性和营养的均衡性，避免饮食单一对母体和胎宝宝的不利影响。

1 种面食

玉米面、小麦面、荞麦面、燕麦面、豆面等面食类，任选其中 1 种，如荞麦面条、玉米面窝头等。

1 种豆类

孕妈妈可选择红豆、黑豆、青豆、绿豆等其中 1 种，如红豆粥、绿豆糕等。

2 种米食

孕妈妈可在小米、黑米、大米、高粱米、糯米等米类中选择 2 种食用，如小米粥、黑米粥等。也可以粗细粮搭配吃，如燕麦和大米做成的米饭、小米与大米熬的粥等。

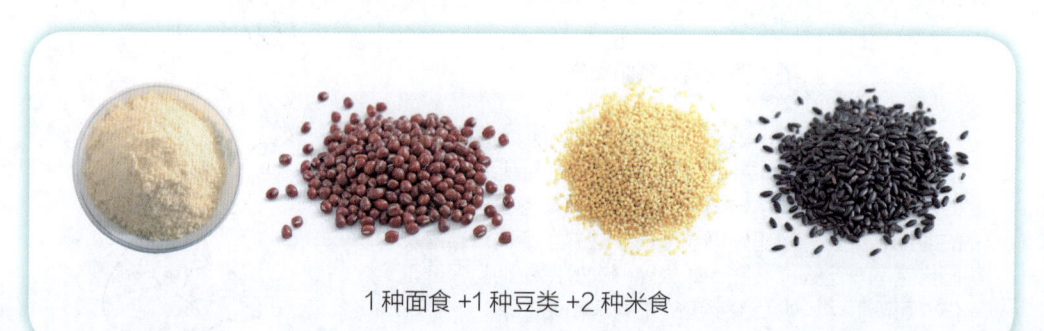

1 种面食 +1 种豆类 +2 种米食

水果每天任选 2 种，蔬菜至少 4 种

水果中含有丰富的维生素、膳食纤维等，孕妈妈在孕中期每天宜摄入低糖类新鲜水果 200~300 克。有些水果带有天然酸味，且含有较多的维生素 C、果胶，如橙子、橘子、柚子等，非常适合口味喜酸的孕妈妈。

蔬菜中含有丰富的膳食纤维、矿物质和维生素，孕妈妈在孕中期每天宜摄入蔬菜 300~500 克。绿色蔬菜、红色蔬菜等有色蔬菜的营养更加丰富，宜多食用。

肉类每天至少 1 种

肉类是蛋白质、维生素及各种矿物质的良好来源，孕妈妈在孕中期每天宜摄入 100~150 克的肉类（包括畜、禽、鱼、虾）。孕妈妈也可经常吃一些新鲜的海产品，如鱼肉、虾皮。

蛋类每天 1 种

蛋类是天然的含优质蛋白质的食物，含有较多的 B 族维生素及脂溶性维生素，孕妈妈每天可选任何 1 种蛋类食用，如鸡蛋、鸭蛋、鹌鹑蛋、鹅蛋等。制作蛋类时，最好不要油煎，做成蛋羹或直接煮着吃最好。

每天来点奶或奶制品

牛奶、羊奶等奶类具有营养成分齐全、易消化吸收的特点，是孕妈妈膳食中钙的最佳来源。从孕中期开始，孕妈妈每天宜摄入 300~500 毫升的牛奶。喝奶后腹泻的孕妈妈可选择饭后喝或改为喝酸奶，也可以食用奶酪等奶制品替代。

豆制品来 1 种

豆制品含有植物蛋白质、B 族维生素及矿物质等，孕妈妈宜适量摄入，每天补充 45 克豆腐干（或 60 克北豆腐、300 克豆浆均可）即可满足孕中期所需。此外，孕妈妈选择豆制品时，宜排除豆泡、炸豆腐这类食品，因为这类豆制品在加工过程中可能添加了过多化学成分，且含有较多的脂肪和盐，对孕妈妈的健康不利。

每天任选 1 种坚果，一掌心的量就够

花生、腰果、核桃、瓜子、开心果、杏仁等坚果类食品，孕妈妈每天可选择其中 1 种食用。坚果富含多种不饱和脂肪酸和维生素 E、锌，可促进食欲，帮助排便，对孕期食欲缺乏、便秘都有好处。但是，坚果油性比较大，而孕妇的消化功能相对较弱，过量食用很容易引起消化不良，每天一掌心的量就足够了。

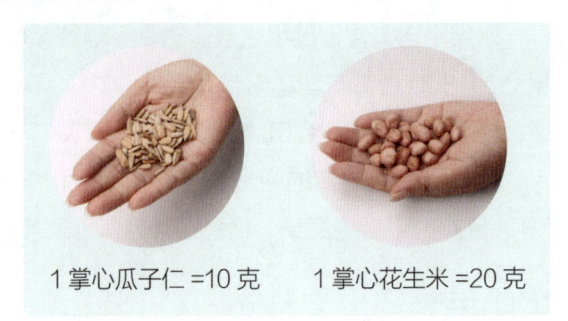

1 掌心瓜子仁 =10 克　　1 掌心花生米 =20 克

适量食用花生，预防产后缺乳

花生含有钙、磷、铁等，还含有维生素 A、B 族维生素、维生素 E、维生素 K，以及卵磷脂、精氨酸、胆碱和油酸、脂肪酸、棕榈酸等。孕妈妈常吃花生能够预防产后缺乳，而且花生衣中含有止血成分，能提高血小板量，加强毛细血管的收缩功能。

宜吃香蕉、牛奶、海鱼等缓解郁闷情绪

孕妈妈要谨防孕期抑郁症，可以吃些能让心情愉快的食物，缓解郁闷情绪。香蕉含有生物碱，可以振奋精神和提高信心，而且香蕉是色氨酸和维生素 B_6 的良好来源，这些都可以帮助大脑制造血清素，缓解精神压力。

牛奶有镇静、缓和情绪的作用，尤其对经期女性特别有效，可以帮她们减少紧张、暴躁和焦虑的情绪。而且，牛奶中的钙质最容易被吸收，是孕妈妈平时补钙的主要食品。

海鱼体内含有一种特殊的脂肪酸，与人体大脑中的"开心激素"有关，吃海鱼较多的人，大脑中的"开心激素"水平就较高。海鱼还含有丰富的蛋白质和 DHA。

吃些含钙食物，预防腿抽筋

此时胎宝宝对钙的需求量增大，孕妈妈体内缺钙，不仅影响宝宝健康，自身还会出现腿抽筋、牙齿松动等情况。为了避免这些情况，建议孕妈妈每天喝 2 杯牛奶（500 毫升），同时要增加户外运动，多晒太阳，使体内产生更多的维生素 D，促进钙吸收。

忌

膳食纤维过量

膳食纤维的摄入量，每个孕妈妈应当根据自己的具体情况来定。若摄入过多，会加速肠蠕动，缩短食物在体内停留的时间，这样可能造成大量的营养物质还来不及被身体吸收就被排出体外的情况，不利于孕妈妈和胎宝宝的营养补充。此外，过多摄入膳食纤维还容易引发腹胀。

过多食用动物性脂肪

动物性脂肪含有大量的饱和脂肪酸，多吃容易引起肥胖，还会影响其他营养素如维生素、矿物质的吸收，不利于孕期健康。孕妈妈要适当控制动物性脂肪的摄取。

进食容易产气的食物

孕妈妈如果有较严重的胃酸反流情况，应避免吃甜腻的食物，应以清淡饮食为主，可适当吃些苏打饼干、高纤饼干等以中和胃酸。由于子宫增大，胃被挤压，孕妈妈容易反胃，所以应避免吃易产气的东西，如汽水、豆类及豆制品、油炸食物和太甜、太酸的食物等。

过多摄入碳水化合物

孕妈妈在孕期要保证碳水化合物的摄入，每天摄入 50~65 克，否则会出现低血糖、头晕、乏力等症状，同时会影响胎宝宝的发育。但是孕妈妈摄入碳水化合物的量也不宜过多，否则会导致体内储存多余的糖分，进而引起血糖升高，对孕妈妈和胎宝宝的健康也不利。

过量食用鱼肝油

鱼肝油能补充身体所需的维生素 A 和维生素 D，孕妈妈可以适量吃些，但要注意摄入量。

如果孕妈妈体内积蓄过多的维生素 D，会引起胎宝宝主动脉硬化，影响胎宝宝的智力发育，导致肾损伤及骨骼发育异常等。鱼肝油所含的维生素 A 能保护视力，可以缓解孕妈妈眼睛干涩，还能促进胎宝宝发育，但是如果服用过量，孕妈妈容易出现食欲减退、头痛及精神烦躁等症状。所以，孕妈妈服用鱼肝油要适量，最好听医生的建议。

盲目喝孕妇奶粉

虽然孕妇奶粉对孕妈妈补充营养、增强体质有帮助，但现在的饮食水平大多能满足孕期营养，所以不必非要喝孕妇奶粉。如果要喝，一定要控制量。既喝牛奶、酸奶，又吃其他奶制品，还补充孕妇奶粉，会增加肾脏负担，影响肾功能。

忽略补锌

孕妈妈缺锌容易造成难产，孕期最好通过食物补锌，如牡蛎、鱼、瘦肉、蛋、奶、花生、核桃、芝麻、大豆等，这些都是补锌的可靠来源。

过量吃荔枝

荔枝食用过量容易让孕妈妈出现便秘、口舌生疮等上火症状，而且荔枝含糖量高，容易引起妊娠糖尿病，建议孕期少吃荔枝。

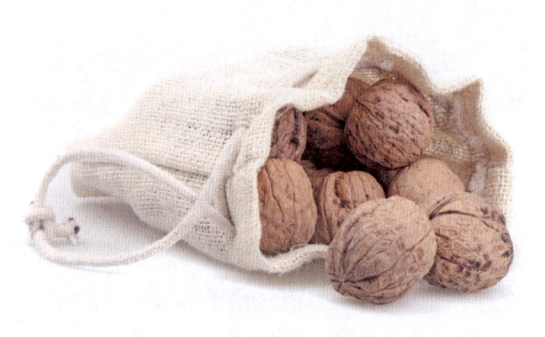

盲目用阿胶补血

中医认为，阿胶有滋阴补血、安胎的作用，但是进补时间有讲究。体质偏寒的孕妈妈在孕中期可以适当吃阿胶，能起到补血安胎、增强体质等功效。但是，阿胶又有活血的作用，孕妈妈处于不太稳定的孕早期时不建议吃阿胶；孕晚期也不宜吃阿胶，避免引起宫缩。

> **马大夫告诉你**
>
> 选购孕妇奶粉的时候，一定要选择大厂家生产的品牌配方奶粉，看好保质期。开封后记好开盖日期，因为奶粉开盖后的保质期仅三周。

核桃能帮助孕妈妈补锌，有利于胎宝宝的大脑发育

孕期补阿胶宜忌
- 忌 孕早期 活血易致流产
- 宜 孕中期 补血安胎
- 忌 孕晚期 易引起宫缩

孕7月 生活细节宜忌

宜

通过胎动判断胎宝宝的宫内情况

孕妈妈现在感觉到的胎宝宝在子宫内翻转、拳打脚踢等活动就是胎动的体现。胎动是胎宝宝健康情况的一个指标。

不同时期胎动的情形

早期胎动间断出现、幅度小、时间短、频率快；随着胎龄的增加，每次胎动时间延长、胎动频率相对减慢。

胎动的周期性

孕中期胎动不是很明显，到了孕晚期，随着胎宝宝睡眠周期变得规律，胎动的周期性也更为明显，一般晚上（8点~11点）胎动最多，上午（8点~12点）胎动较均匀，下午（2点~3点）胎动最少。

通过胎动记录找出自己的胎动规律

不同的孕妈妈计算胎动的方法及对胎动的感觉有所不同，且每个胎宝宝的胎动也具有差异性。孕妈妈如果想更准确地掌握自己宝宝的胎动规律，就需要从孕28周开始，正确记录每天的胎动，细心观察。经过一段时间，孕妈妈可通过记录找出胎宝宝的胎动规律和特征。

马大夫告诉你

胎动异常

如果孕妈妈计算出的12小时内的平均胎动数小于20，就属于胎动异常。另外，存在以下几种情况时，也属于胎动异常，建议及时就医：

1. 孕妈妈连续计数6小时，其中每小时的胎动次数都小于3。
2. 胎动较平时明显增多，后来却明显减少。
3. 胎动突然变得剧烈或胎动的幅度突然显著增大，后来又大幅度变小。
4. 第二次记录的胎动数与前一次记录的胎动数相比，减少了一半。

扫一扫 听马大夫说怀孕

孕 24~28 周，要做妊娠糖尿病筛查

妊娠糖尿病是指怀孕前未患糖尿病，而在怀孕时才出现高血糖的现象，发生率为 10%~15%。多数妊娠糖尿病患者没有多饮、多尿、多食的"三多"症状，部分可能会有生殖系统念珠菌感染反复发作。

扫一扫
听马大夫说怀孕

筛查的过程

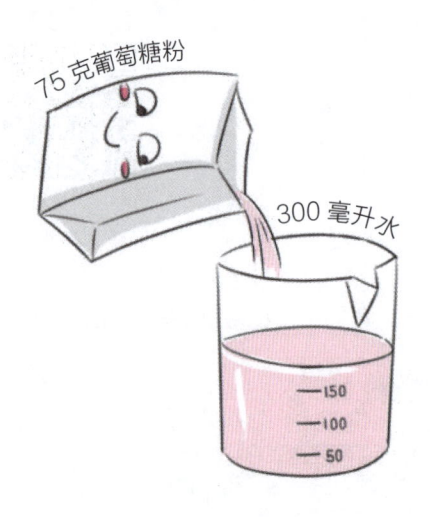

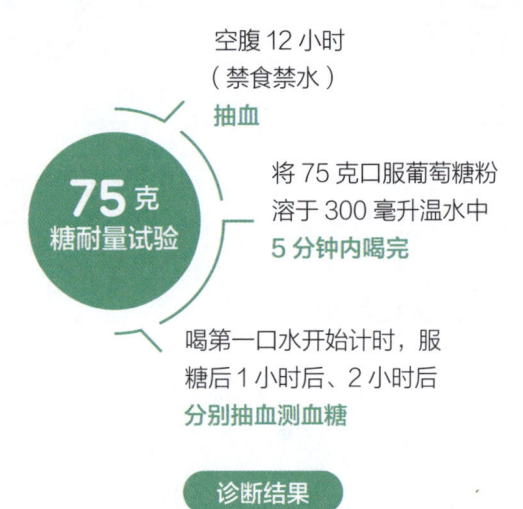

75 克葡萄糖粉

300 毫升水

75 克糖耐量试验

空腹 12 小时（禁食禁水）
抽血

将 75 克口服葡萄糖粉溶于 300 毫升温水中
5 分钟内喝完

喝第一口水开始计时，服糖后 1 小时后、2 小时后
分别抽血测血糖

诊断结果

空腹 <5.1 毫摩尔/升、1 小时后 <10.0 毫摩尔/升、2 小时后 <8.5 毫摩尔/升为正常。如果有 1 项或 1 项以上达到或超过正常值，就可诊断为妊娠糖尿病

做糖筛之前需要做的准备

1. 糖筛的前一天，要清淡饮食，适当控制糖分的摄入，但也不要过分控制，否则反映不出真实情况。

2. 检查的前一天晚上 8 点以后不要进食、喝水。

让筛查顺利通过的窍门

在做糖尿病筛查前，要先空腹 12 小时，也就是说孕妈妈在产检的前一天晚上 8 点以后应禁食。检查当天早晨不能吃东西、喝饮料、喝水。喝葡萄糖粉的时候，孕妈妈要尽量将糖粉全部溶于水中。如果在喝的过程中洒了一部分糖水，将影响检测的准确性，建议改天重新检查。

读懂糖尿病筛查单

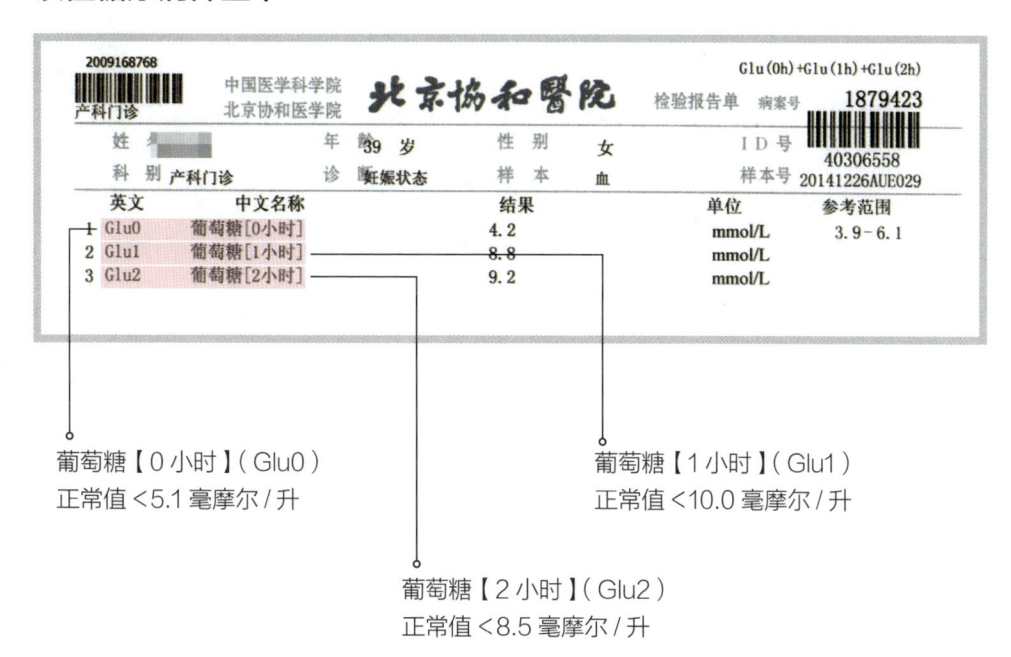

葡萄糖【0小时】（Glu0）
正常值＜5.1毫摩尔/升

葡萄糖【1小时】（Glu1）
正常值＜10.0毫摩尔/升

葡萄糖【2小时】（Glu2）
正常值＜8.5毫摩尔/升

马大夫告诉你

血糖控制不好就要采用胰岛素治疗

如果血糖控制得不好，就需要加用胰岛素了。胰岛素不会通过胎盘，所以对胎宝宝没有影响。生完宝宝需复查血糖水平，听从医生建议看是否可以停用胰岛素。需要提醒各位孕妈妈的是，注射胰岛素期间，孕妈妈一定要合理饮食，不吃含糖量高的食物。

括约肌锻炼助顺产

括约肌锻炼可以加强肌肉的韧性,减少分娩时会阴撕裂与侧切的发生概率,还可以延缓孕妈妈盆腔内的器官老化。

具体方法:

1. 孕妈妈绷紧阴道、肛门部位的肌肉,每次坚持 8~10 秒,每天做 200 次。

2. 孕妈妈也可以在小便时试着停一下憋几秒尿,使肌肉收缩,以达到锻炼括约肌的目的。

做面部按摩,让脸色红润

孕期血管敏感,遇热易扩张,遇冷收缩快,毛细血管被破坏而导致脸变得红红的,出现细细的红血丝。经常做面部按摩,有助于舒缓面部神经,促进面部的血液循环,让脸色红润。

选择最舒适的站姿

如果孕妈妈站立的时间比较久,此时要选择一种让身体最舒适的站姿——收缩臀部时,能感受到腹腔肌肉支撑脊柱的感觉。经常把重心从脚趾移到脚跟,从一条腿移到另一条腿,帮助促进血液循环,减轻水肿。

俯身弯腰时要轻慢

进入孕 7 月,胎宝宝给孕妈妈的脊柱造成的压力更大,并引起孕妈妈背部疼痛。因此,孕妈妈弯腰时要轻、要慢,尽量避免俯身弯腰。如果要捡地上的东西,俯身时要缓慢地向前,先屈膝将全身的重量分配到膝盖上。

经常和准爸爸聊聊天

孕妈妈要经常和准爸爸聊聊心里话,把自己开心的、焦虑的、担心的心情分享出来。这样做不仅能减少孕妈妈的心理压力,还能增进夫妻感情。此时,准爸爸也要耐心、细心地倾听。

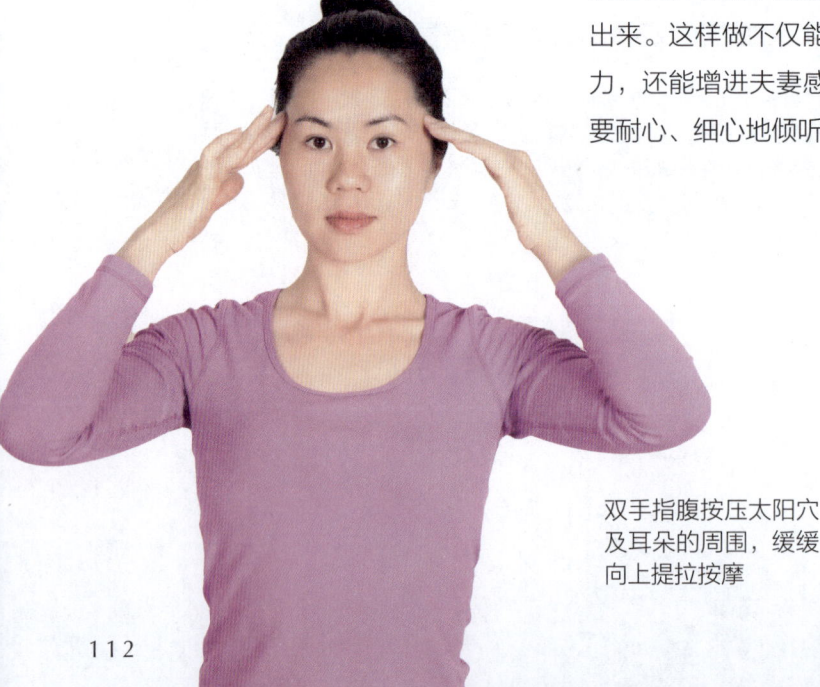

双手指腹按压太阳穴及耳朵的周围,缓缓向上提拉按摩

忌

把早产征兆当成假性宫缩

在妊娠36周前,早产的初期宫缩与假性宫缩很难区分。从安全方面考虑,孕妈妈如果不能自行判断是早产征兆还是假性宫缩,那么出现以下几种情况时需要及早就医检查:

1. 孕妈妈出现频繁且有规律的宫缩,并伴有疼痛,一般在1小时内出现4次及以上宫缩。如果宫缩频繁且有规律,但孕妈妈没有疼痛感,这时也要去医院检查。

2. 孕妈妈阴道分泌物有变化,如分泌物变黏稠、变稀或有血丝等都需要就医。

3. 孕妈妈腹部下坠感明显,且伴有后腰疼痛的症状,尤其是以前没有过腰痛感,现在却感觉非常明显,此时应及时就医。

完全不用抗生素

如果孕妈妈不慎得了某种感染性疾病,却因为害怕影响胎宝宝的正常发育而拒绝服用抗生素,扛着不治,反而会对胎宝宝更加不利。

其实,只要遵照医嘱,正确选择和使用抗生素,是能够既把孕妈妈的疾病治好,又不影响胎宝宝健康的。

突然吹空调或电扇

如果孕期正好赶上炎热的夏季,借助风扇或空调降温是必要的,但是要注意,不要在大汗淋漓的时候突然吹电扇或空调。因为当全身毛孔、汗腺大开的时候,风邪很容易乘虚而入,轻者伤风感冒,重者可能引起发热,对胎宝宝不利。

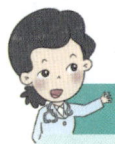

马大夫告诉你

什么是早产?

早产是指怀孕满28周,但未满37足周就把宝宝生下来的情况。早产的宝宝各器官还发育得不够成熟,独立生存的能力较差,称为"早产儿"。早产可能对宝宝造成以下危害:

1. 早产儿各器官发育不成熟,功能不全,如宝宝的肺不成熟,肺泡表面缺乏一种脂类物质,不能使肺泡很好地保持膨胀状态,导致宝宝呼吸困难、缺氧。

2. 宝宝的吸吮能力差,吞咽反射弱,胃容量小,而且容易吐奶和呛奶。吃奶少,加上肝脏功能发育不全,容易出现低血糖。

3. 体温调节功能弱,不能很好地随外界的温度变化而调节以保持正常的体温,体温低较多见。

穿过紧的内裤

孕期盆腔血流量增加，会导致静脉内压力增大，加上增大的子宫对静脉的压迫，造成外阴部发生静脉曲张，表现为外阴部肿胀、局部发红、走路时外阴疼痛。因此，孕妈妈要选择穿宽松的纯棉内裤和宽松的长裤。

家中铺地毯

地毯看起来很美观，但是存在着很多健康隐患。地毯是螨虫滋生的乐园，螨虫排泄出的小颗粒极易被孕妈妈吸入，引发过敏性哮喘。

忽视指甲变薄

如果某天孕妈妈发现自己的指甲变薄而且易断，一定要引起重视。如果伴随疲劳、头晕、心悸、脸色苍白等症状，可能是贫血了，要及时去医院检查。

总担心自己变丑

走形的身材、脸上的黄褐斑、身上的妊娠纹，很多孕妈妈因担心这就是自己今后的常态而非常苦恼。此时，孕妈妈一定要注意调节自己的心情，这种焦虑长期发展下去很容易变成产后抑郁。其实，孕妈妈不用担心，身体"丑化"是孕激素分泌较多引起的，进行过科学的产后恢复后，孕妈妈还是会变回原来漂亮的自己的。

运动后马上睡觉

适量运动有助于孕妈妈的身体健康和顺产，但运动过后要有充分的放松时间，不要马上睡觉。研究表明，运动后马上睡觉不仅起不到休息的作用，还影响睡眠质量。孕妈妈最好安排在上午或下午运动，这两个时间段精力比较充沛。

穿系鞋带的鞋子

随着月份的增大，孕妈妈的肚子越来越大，孕妈妈应选择穿脱方便、没有鞋带、站着就能穿好的平底鞋，减少俯身弯腰的麻烦。为了稳妥，穿鞋时最好坐在椅子上，或者买一个长柄的鞋拔子辅助比较安全。另外，不穿系鞋带的鞋子，能避免鞋带散开后被绊倒的情况发生。

用发泡地垫

铺上发泡地垫，走起来会比较舒服，但它可能是空气污染的源头。抽查显示，发泡地垫很难做到百分百无甲醛，它可能对普通健康人不构成威胁，但是孕妈妈的身体情况比较特殊，建议不要使用。

孕7月 协和专家会诊室

孕中期每次产检都要监测胎心，为什么还要自己数胎动？

马大夫答： 孕妈妈自己监测胎动，可以对腹中的胎宝宝多一层安全保护。因为孕期在医院的检查是暂时性的、间断性的，不是动态的、连续的观察，只能反映当时胎宝宝的情况。如果个别胎宝宝出现突发的异常情况，定期检查就无法及时发现，错失抢救机会。

孕期可以使用腹带吗？

马大夫答： 孕妈妈可在医生的建议下决定是否需要使用腹带。腹带有松紧之分，过松的腹带无法起到托腹效果，而过紧的腹带对胎宝宝的发育不利。存在以下情况的孕妈妈需要使用腹带：①腹壁发木、颜色发紫；②胎宝宝过大；③双胞胎或多胞胎；④悬垂腹，严重压迫耻骨；⑤有严重的腰背疼痛；⑥用来纠正胎位不正；⑦腹壁肌肉松弛的经产妇。这些孕妈妈使用腹带时，也要在医生的指导下进行。

总是睡不好觉怎么办？

马大夫答： ①为自己创造一个良好的睡眠环境；②睡前2小时内不要吃不易消化的食物；③睡前半小时喝一杯牛奶；④睡前可以适当听听音乐、散散步，定时上床睡觉；⑤每天晚上洗个温水澡或用热水泡脚；⑥最好能保持左侧卧的习惯，以促进血液回流，减轻心脏负担，提高睡眠质量；⑦放松心情，白天适当进行如散步、做孕妇操等活动。

老人都说"七活八不活"，是这样的吗？

马大夫答： 这种认识是没有科学依据的。现在医学界认为，胎宝宝在子宫内待的天数越多，存活的可能性越大。随着现代医学的发展，早产儿的存活率大大提高了，孕妈妈不要轻信这种说法。

Chapter

8

孕8月
预防妊娠高血压

胎宝宝有话说	我可以完全睁开眼睛了,我已经能够分辨出光亮和黑暗了。我发现了一个奇妙的东西,那就是光线。爸爸妈妈,我真是太高兴了,我能感受到每天早上的太阳升起,能够嗅到太阳的味道。
马大夫温馨提示	血压是整个孕期的监测重点。孕32~34周,孕期水肿的发生率很高,因此要格外注意排查水肿,预防妊娠高血压。

胎宝宝:会控制自己的体温了

孕8月末期,胎宝宝的身长41~44厘米,体重1600~1800克。胎宝宝的中枢神经系统已经成熟到可以控制体温,皮肤的触觉已发育完全,皮肤由暗红色变成浅红色。男宝宝的睾丸这时正处于从肾脏附近的腹腔,沿腹沟向阴囊下降的过程中;女宝宝的阴蒂已突现出来,但并未被小阴唇覆盖。

孕妈妈:正式进入孕晚期

从现在开始,孕妈妈正式进入孕晚期。孕妈妈的肚子越来越大,胎宝宝在子宫内的活动空间越来越小。孕妈妈时而感到呼吸困难,妊娠水肿可能会加重,阴道分泌物增多,排尿次数也更频繁了,还可能出现失眠、多梦的情况,紧张和不安情绪也因此加重。

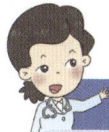

马大夫告诉你

出现不规则宫缩

孕妈妈时常会觉得肚子一阵阵发硬、发紧,这是不规则宫缩,不必紧张。不过,孕妈妈不要走太远的路,站立的时间也不要过长。这时的孕妈妈会感觉疲劳,行动不便,食欲也会因胃部不适而有所下降,不过孕妈妈还是要适当活动。

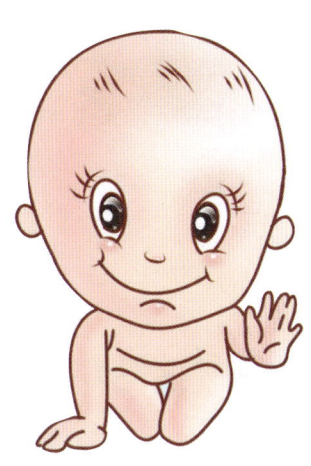

孕8月饮食宜忌

宜

控制体重增长，每周最多增加 0.5 千克

整个孕期，孕妈妈的体重增长约 12 千克算是基本符合正常要求的，但孕晚期每周最多增加 0.5 千克。如果孕期孕妈妈的体重增长超过 15 千克，不仅会增加患妊娠高血压等疾病的风险，也会增加孕育巨大儿的风险，还可能造成难产等。因而孕妈妈要注意控制体重增长，热量的摄入要适中，避免营养过量、体重过度增加。

孕晚期蛋白质的每日摄入量要增加至 85 克

孕晚期是胎宝宝发育最快的时期，每日蛋白质的摄入量要增加到 85 克。如果蛋白质摄入严重不足，有导致妊娠高血压的风险。孕妈妈可通过瘦肉、蛋类、豆类及豆制品等食物来保证每日摄入充足的优质蛋白质。

蛋白质要以植物性食物为主要来源

动物蛋白质的必需氨基酸种类齐全，比例合理，易消化、吸收和利用，但是孕晚期的孕妈妈需要控制体重，避免营养过剩，摄取蛋白质应以植物性食物为主。这并不等于完全不能摄入动物蛋白质，可以适当选择高蛋白、低脂肪的鱼、禽肉、瘦肉等。植物性食物如谷类、豆类、坚果类等都是蛋白质的好来源。

| 面粉 100 克、薏米 100 克、小米 100 克 | + | 罗非鱼 100 克 | + | 鸡胸肉 100 克 | + | 黄豆 20 克 |

以上为一日膳食蛋白质的主要来源，蛋白质摄入共计约85克。不足部分通过蔬菜、水果、薯类等补充

孕妈妈需要注意的是，在植物性食物中，米、面所含蛋白质缺少赖氨酸，豆类蛋白质则缺少蛋氨酸，单独食用无法提供身体需要的全部必需氨基酸，但混合食用可实现互补。例如，在米、面中适当加入豆类，可明显提高蛋白质的营养价值及利用率。

多吃含铜量高的食物,预防胎膜早破

与锌一样,铜也是人体不可缺少的一种微量元素。据医学研究发现,胎膜早破的产妇的血清铜值均低于正常破膜的产妇,这说明胎膜早破可能与血清铜缺乏有关。因此孕妈妈要补充足量的铜,避免发生胎膜早破,减少新生儿感染的发生概率。

含铜丰富的食物有口蘑、海米、榛子、松子、花生、芝麻酱、西瓜、核桃、猪肝、黄豆及豆制品等,孕妈妈可选择食用。

> **孕妈妈经验分享**
>
> **控制食盐摄入的妙招**
>
> 1. 使用葱、姜、蒜、醋等代替盐,提高菜品口感。
> 2. 利用番茄和柠檬这些气味浓郁的蔬菜和水果来调味。
> 3. 煮汤时多放菜,也可以使汤中的盐分减少。
> 4. 尽量少吃快餐和饼干,这些食物中含有较多的钠。

继续补钙和铁

孕晚期,孕妈妈需要继续补充钙和铁。钙能促进胎宝宝的骨骼和牙齿发育,还可以帮助孕妈妈预防缺钙及妊娠高血压;铁可以预防贫血。奶及奶制品、虾皮、豆类及豆制品、芝麻等食物中含有丰富的钙。动物肝脏、动物血、瘦肉、蛋黄、海带、紫菜、木耳等食物中的铁含量较多。

注意控制盐分和水分的摄入,预防水肿

盐中所含的钠会使水分潴留体内,成为水肿、高血压、蛋白尿等病症的诱因。孕妈妈饮食要清淡,多吃蔬菜、蘑菇等食物。

吃些紫色食物,保护胎宝宝的心脏

紫色蔬菜中含有一种特殊物质——花青素。对于孕妈妈来说,花青素是防衰老的好帮手,其良好的抗氧化能力能帮助调节自由基。常见的紫色蔬菜有蓝莓、紫洋葱、紫玉米、紫秋葵、紫甘蓝等。

适当吃些猪血,预防胎宝宝贫血

铁是造血必需的重要物质。猪血味咸性平,具有理血祛瘀、解毒清肠等功效。猪血的含铁量较多,而且铁是以血红素铁的形式存在的。孕妈妈膳食中要常有猪血,既防治缺铁性贫血,又能增强营养,对身体大有裨益。

重视痔疮，加速排便

孕妈妈由于子宫压迫等原因，使得直肠下段和肛门周围的静脉充血膨大，形成痔疮。另外，孕期肠胃蠕动减慢而容易出现便秘，排便困难、腹内压力增高，也是促发痔疮的重要原因。可以吃这些食物来预防和缓解痔疮。

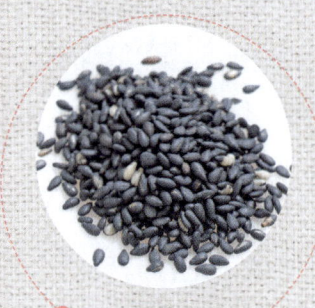

黑芝麻
富含维生素E和铁，可以促进血液循环，防止痔疮。

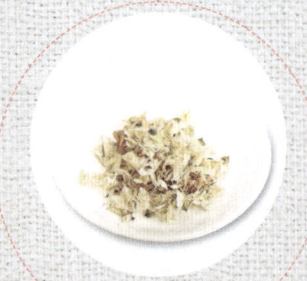

无花果
无花果有辅助调养各种痔疮的功效。无花果富含膳食纤维和蛋白质分解酶，能够刺激肠道，使排便顺畅，避免因便秘加重痔疮。

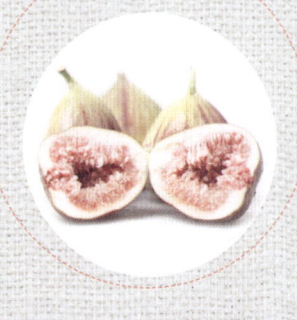

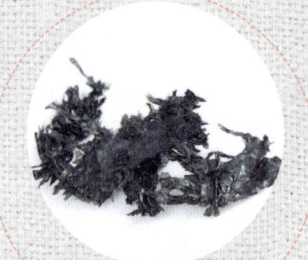

紫菜
含有胡萝卜素、钙、钾、铁，能促进肠胃蠕动。

槐花
新鲜槐花可以做凉菜、包饺子，具有凉血、止血、消痔的功效，亦可代茶饮。

增加膳食纤维，预防孕中晚期便秘

孕妈妈可在饮食中适量增加富含膳食纤维的食物，能促进肠道蠕动、保护肠道健康、预防便秘。膳食纤维还能帮助孕妈妈控制体重，预防龋齿，预防糖尿病、乳腺病、结肠癌等多种疾病。

蔬果、粗粮、豆类都含有丰富的膳食纤维，常见的食物来源有银耳、木耳、紫菜、黄豆、豌豆、荞麦、魔芋、绿豆、红枣、玉米面、燕麦、石榴、猴头菇、桑葚、黑米、芹菜等。建议孕妈妈每天摄入25克左右的膳食纤维，要摄入这25克膳食纤维，孕妈妈每天吃60克魔芋、50克豌豆和75克荞麦馒头就够了。

扫一扫
听马大夫说怀孕

忌

盲目大量滥补维生素

孕妈妈怀孕后适当补充某些维生素有利于胎宝宝的生长发育，但是千万不可滥补，一定要在医生指导下安全服用补充剂，否则会造成严重的不良后果。

大量服用维生素 A，容易造成胎宝宝唇腭裂，耳、眼部及泌尿道缺陷；过量服用维生素 D 则可引起新生儿高钙血症；过量或长期服用维生素 B_6，胎宝宝容易对它产生依赖性，出生后易兴奋、哭闹不安、易受惊、眼球震颤、反复惊厥；过量摄入维生素 C 则会影响胚胎发育；过量服用维生素 E 可造成新生儿腹痛、腹泻和乏力。

补充膳食纤维又不爱喝水

孕妈妈在食用了膳食纤维含量丰富的食物后，一定要多喝水。因为膳食纤维会吸收肠道内的水分，如果肠内缺水就会导致肠道堵塞，严重时易出现其他肠道疾病。孕期每天至少喝 1500 毫升的温水，这样才能发挥膳食纤维的作用。特别是有便秘症状的孕妈妈，补充膳食纤维的同时更需多喝水，否则便秘症状有可能加剧。

常吃生的凉拌菜

很多孕妈妈代谢旺盛，体内产生的热量较高，用中医的说法是内热较重。此时孕妈妈喜欢吃生的凉拌菜，但生的蔬菜清洗不干净容易有细菌、病毒，还会有农药，对身体不利，所以孕妈妈还是尽量吃做熟的蔬菜，少吃生的凉拌菜。

吃致敏食物

怀孕后，过敏原容易通过胎盘屏障，而胎宝宝的免疫系统刚开始发育，很容易受过敏原影响。因此，孕期避免接触过敏原。易过敏的孕妈妈对于花生、鱼、虾、蟹、贝壳类等容易引起过敏的食物要尝试性接触，以防过敏。

用豆制品替代牛奶

有的孕妈妈不喜欢喝牛奶，就用豆类及豆制品替代，实际上这种做法是不可取的。牛奶是钙的良好来源，但豆类含钙量有限，如果再加工成豆制品，含钙量会更少。

喝糯米甜酒

有的地方有"喝糯米酒，补母体壮胎宝"的说法，这是没有科学依据的，不建议孕妈妈尝试。糯米发酵成酒后尽管酒精含量很少，但是也可以通过胎盘进入胎宝宝体内，阻碍胎宝宝的大脑细胞分裂，可能会导致智力低下、器官畸形等。

过量吃葡萄

葡萄有利尿、补血、消除疲劳、促进食欲的作用，但同时葡萄含糖量较高，葡萄中的葡萄糖能直接被人体吸收，过量食用容易造成热量急剧增高。吃完葡萄后不宜立刻喝水，否则容易引起腹泻等症状。

饭后马上吃水果

刚吃完饭，食物在胃中还没有消化，此时吃水果会阻碍胃对水果的消化而产生积滞。如果水果在胃中积滞的时间过长会发酵产生气体，引起腹胀、腹泻或便秘，不利于孕期健康。

吃马齿苋

马齿苋是一种常见的野菜，被称为"长寿菜"，但是孕妈妈不宜食用。明代李时珍认为，马齿苋"散血消肿、利肠滑胎"。现代临床实验也显示，马齿苋会让子宫平滑肌收缩，对子宫有明显的兴奋作用，易造成流产。

如果无意间吃了少量马齿苋，又没有出现明显宫缩及其他异常状况，不用过于担心，观察几天即可。如果是大量食用造成不适，要立即就医。

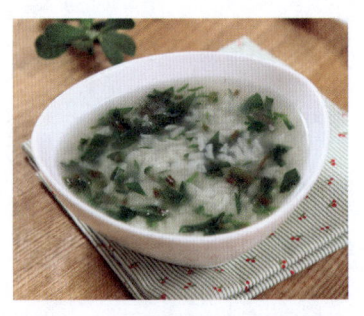

分娩前，如果宫缩无力胎宝宝不易娩出，可以用马齿苋煮粥吃，帮助生产。将择洗干净的马齿苋用沸水焯一下，切碎加米煮成粥，放少许盐调味即可

单一食用红薯当主食

红薯可以作为主食的替代品，但是不宜单一食用，即只吃红薯。红薯食用不当很容易导致腹胀、胃灼热、泛酸、胃痛，最好是与大米、馒头等搭配食用。如果单一食用红薯，可以搭配蔬菜，这样也有助于减轻肠胃不适。

孕8月 生活细节宜忌

宜

预防妊娠高血压

妊娠高血压的发生率约为5%，表现为高血压、蛋白尿、水肿等。孕妈妈要注意预防，一旦患病要积极治疗，以免引发先兆子痫。血压是整个孕期都需要监测的重点，孕32~34周水肿的发生率很高，要格外注意。

排查异常水肿

孕中晚期，孕妈妈会出现腿脚水肿。如果是凹陷性水肿，即用手指按压后被按压处出现一凹陷，但不严重，凹陷复原快，休息6~8小时后腿脚水肿可消失，那么无须就医。如果腿脚水肿严重，指压时出现明显凹陷，恢复缓慢，休息之后水肿并未消退，那就要警惕发生妊娠高血压的可能性了，需要全面检查治疗。

单纯性妊娠水肿无须特殊治疗

孕晚期出现的单纯性妊娠水肿，一般无须进行特殊治疗，只要孕妈妈注意休息，平常注意饮食，少吃盐，多吃一些富含蛋白质的食物，适量吃些西瓜、红豆、茄子、芹菜等利尿消肿的食物，不吃难消化的食物，避免长时间站立、久坐等，即可好转。

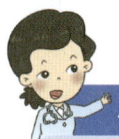

> **马大夫告诉你**
>
> **发生严重水肿时的进一步检查**
>
> 水肿严重的时候，还需要通过如下方法进一步检查：24小时尿蛋白定量、血常规、血沉、血浆白蛋白、血尿素氮、肌酐、肝功能、眼底检查、肾脏B超、心电图、心功能测定。具体需要做哪项检查，医生会根据孕妈妈的身体情况而定。

注意血压，预防并发症——先兆子痫

先兆子痫是以高血压和蛋白尿为主要临床表现的一组临床综合征。先兆子痫的危险性在于，它会造成孕妈妈出血、血栓栓塞（DIC等）、抽搐、肝功能衰竭、肺水肿，以及远期的心脑血管疾病甚至死亡，造成胎宝宝早产、出生体重偏低（低体重儿）、生长迟缓、肾脏损伤、胎死宫内。

预防先兆子痫要做到以下几点：

1. 注意休息：正常的作息、足够的睡眠、保持心情愉快。

2. 控制血压和体重：平时注意血压和体重的变化。

3. 均衡营养：不要吃太咸、太油腻的食物，多吃新鲜蔬菜和水果。

4. 坚持合理的运动锻炼。

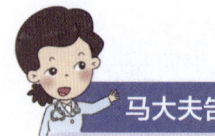

> **马大夫告诉你**
>
> **先兆子痫**
>
> 孕24周后，在常规检查中发现蛋白尿、血压升高、体重异常增加，且脚踝部开始水肿，休息后水肿也没有消退，同时在这些症状的基础上伴有头晕、头痛、眼花、胸闷、恶心，甚至呕吐，以及随时都有可能出现的抽搐，这就是先兆子痫。

腹部瘙痒，不用太急

孕期腹部瘙痒的原因有很多，如果孕妈妈妊娠纹明显，那说明是因为皮肤表面张力比较大，部分肌纤维断裂，局部血液运行欠佳造成的瘙痒。这时应该涂抹防治妊娠纹的药膏，同时要减少站立时间，减轻皮肤张力，增加血液运行。

行动不便，做不到的事不要勉强

七八个月时，日渐隆起的肚子让孕妈妈的行动更加不便，做事也变得吃力。这时，孕妈妈千万不要勉强自己，可以向丈夫或家人寻求帮助，不要因为事事亲力亲为而受伤。

正确应对呼吸急促

随着预产期临近，孕妈妈的肚子越来越大，增大的子宫对膈肌和肺过于压迫，造成呼吸频率加快。此阶段孕妈妈要放松自己，多出去呼吸新鲜空气，有助于缓解呼吸急促。

保持积极乐观的心态

临近预产期，孕妈妈难免会出现紧张、焦虑的情绪，此时孕妈妈要学会放松，并且要乐观积极、对自己充满信心，腹中的宝宝最能体会到妈妈的情绪，愉快的心情能帮助宝宝顺利娩出。

及时检查胎位

决定顺产需考虑4个主要因素：产力、产道、胎宝宝及孕妈妈的精神状态。胎位直接关系到孕妈妈的分娩方式。正常发育的胎宝宝，如果胎头位置正常，在产力的推动下就可以顺利通过产道分娩。

孕8月（孕32周）以后，胎宝宝的增长速度加快，孕妈妈子宫内的活动空间越来越小，这时候胎位相对固定，且胎宝宝自行纠正位置的机会变小。胎位不正会直接影响分娩，所以孕妈妈要及时纠正，这对预防难产至关重要。

马大夫告诉你

纠正胎位不正一定要在医生的指导下进行

孕妈妈在纠正胎位不正时，具体该如何做，需要听从产科医生的指导，不能擅自延长动作的时间和次数。在纠正胎位之前、之后注意数胎动，观察宫缩情况。此外，还得注意以下几点：
1. 进行胎位纠正一段时间后，定时去医院检查，随时观察胎位的变化情况。
2. 要在有家人陪伴的情况下做胎位纠正动作，防止意外发生。
3. 胎位不正不会影响胎宝宝的健康，孕妈妈应保持心情舒畅，以积极的态度应对胎位不正，等待分娩。
4. 妊娠34周以后的孕妈妈应慎用胎位纠正的方法，听从医生建议。

纠正胎位不正的胸膝卧式

孕妈妈排空膀胱，松解裤带，保持胸膝卧位的姿势，每日2~3次，每次15~20分钟，连做1周。这种姿势可使胎臀退出骨盆，借助胎宝宝的重心改变自然完成头先露的转位，成功率70%以上。做此运动的前提是胎动良好，并且羊水量正常。

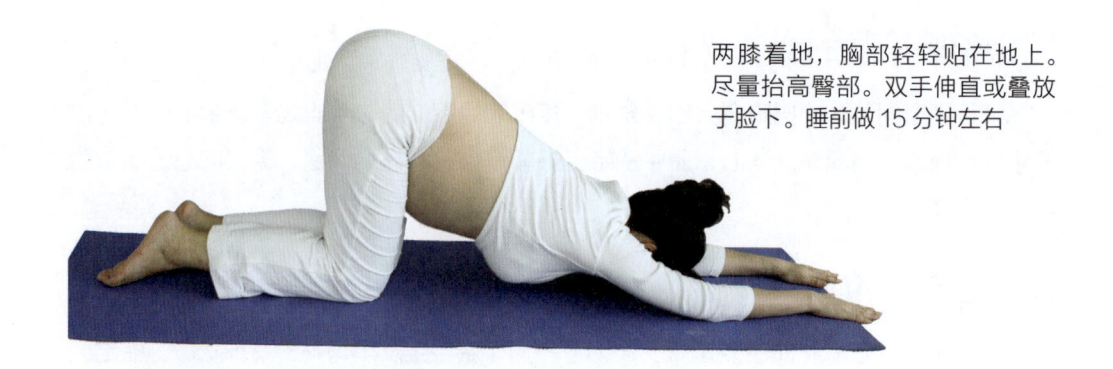

两膝着地,胸部轻轻贴在地上。尽量抬高臀部。双手伸直或叠放于脸下。睡前做15分钟左右

开始准备哺乳垫和哺乳胸罩

到了孕8月,孕妈妈的乳房开始分泌初乳,这是在为母乳喂养做必要的准备。所以现在孕妈妈需要准备哺乳垫和哺乳胸罩了,它们会帮你解决产后哺乳的很多麻烦。

要留意皮肤过敏

如果是手部皮肤过敏,在做家务时要特别留意,建议使用手套,手套里最好多加一层棉质手套,因为有些人对乳胶过敏。平时要尽量少接触水,不妨使用洗碗机洗碗。

预防和缓解胃灼热

孕晚期,孕妈妈每次吃完饭之后,总觉得胃部有烧灼感,有时烧灼感逐渐加重而成为烧灼痛,晚上症状还会加重,甚至影响睡眠。这种胃灼热通常在妊娠晚期出现,分娩后消失,主要是内分泌发生变化,胃酸反流,刺激食管下端的痛觉感受器引起的。此外,增大的子宫对胃有较大的压力,胃排空速度减慢,胃液在胃内滞留时间较长,也容易使胃酸反流到食管下端。

胃灼热的症状让孕妈妈十分不舒服,可以通过一些方法预防和缓解。

1. 建议孕妈妈在日常饮食中少食多餐,平时随身带些有营养、好消化的小零食,饿了就吃一些,不求吃饱,不饿就行。

2. 避免饱食,少食用高脂肪食物和油腻的食物,吃东西的时候要细嚼慢咽,否则会加重胃的负担。临睡前喝一杯热牛奶。

3. 多喝水,补充水分的同时还可以稀释胃液。摄入碱性食物,如馒头干、烤馍、苏打饼干等,它们可以中和胃酸,缓解症状。

忌

长途旅行

现在已经到了孕晚期，孕妈妈的生理变化很大，对环境的适应能力有所降低，身体的抵抗力也下降许多，长时间的车船颠簸会使孕妈妈身心疲惫，增加早产的风险。所以，为了保证母子平安，不要再出远门了。

如果此时必须要远行，最好有家人陪伴。在外出之前，最好咨询一下产科医生，并留下联系方式，以便紧急时刻联系。另外，如果方便的话，可以托人在目的地找一位可靠的产科医生，或者事先打探好当地妇产医院的详细情况，以备不时之需。需要随身携带好自己的产检记录。

自己开车

孕晚期最好不要自己开车，开车时身体前倾容易使子宫受到压迫，特别是在七八个月以后，腹部压力最容易导致早产。受到肚子的限制，手臂不一定能握紧方向盘，如果突然出现紧急状况，不管是心理紧张还是身体的突然紧绷，都可能导致早产。

拿高处的物品

孕晚期肚子变大，沉甸甸的肚子会让孕妈妈的背部用不上力，拿高处的物品变得非常吃力，容易发生危险。

留长指甲

长指甲容易藏污纳垢，如果不慎抓破皮肤，有引起继发性感染的可能。如果做乳头按摩，也比较容易损伤乳头。因此，建议孕妈妈勤修剪指甲，保持指甲干净。

迷信胎梦

很多孕妈妈在一起闲聊时都会提到"胎梦"，如梦见水果、花会生女儿，梦见牛、老虎会生儿子。梦可以作为一种心理安慰，但是不要过于迷信。迷信胎梦不利于孕妈妈的情绪稳定，也可能为将来出生的宝宝与胎梦不一致而埋下情感隐患。

音乐胎教声音过大

孕妈妈坚持胎教有助于促进妈妈和宝宝的交流，增强情感联系，但需要提醒的是，音乐胎教的音量不宜过大。特别是不要把耳机或播放器直接贴在肚皮上，这样会对宝宝的听觉系统造成直接的伤害，甚至有导致耳聋的风险。

轻视孕晚期焦虑

担心分娩时有危险、恐惧疼痛、担心宝宝是否健康……随着分娩的临近，孕妈妈很容易产生各种各样的焦虑情绪。情绪是一种复杂的心理现象，孕妈妈的情绪是否稳定，对胎宝宝的身心健康影响很大。此时准爸爸要理解孕妈妈情绪上的波动，耐心倾听孕妈妈诉说，给予她精神上的鼓励和安慰，打消其心中顾虑。

孕妈妈独自去做产检

到了孕晚期，孕妈妈的身体负重到了极限，下肢水肿的情况更加严重，而且产检次数增加了，每两周做一次产检，孕 36 周后会一周一次。建议由家人陪着一起去产检，减少因行动不便带来的风险，同时能及时应对突然出现的临产征兆。

按摩合谷穴、足三里穴

到了孕晚期，适当按摩有助于缓解孕妈妈因身体负重带来的疲劳感，但是要谨慎，合谷穴、足三里穴是孕妇的禁忌穴位，不要按摩这两个穴位。

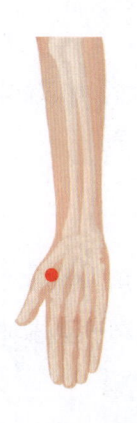

合谷穴：在手背，第一、二掌骨间，当第二掌骨桡侧的中点处

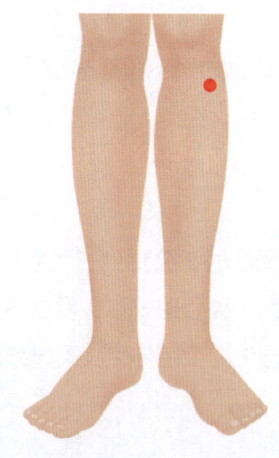

足三里穴：屈膝，大腿前面，当髂前上棘与髌底外侧端的连线上，髌底上 2 寸

孕8月 协和专家会诊室

B超显示羊水过少怎么办？会对胎宝宝造成危害吗？

马大夫答： 羊水过少是指羊水量少于300毫升。羊水过少的原因可能是孕妈妈腹泻导致了脱水，还有可能是胎宝宝泌尿系统畸形，也有可能与其他畸形、胎盘功能不良等情况有关，这些都可能会造成早产。重要的是查找羊水过少的原因，如果是因为脱水导致的，孕妈妈可以多喝水、进行静脉输液及吸氧，必要时还可以采用胎膜腔内灌注疗法，即在B超引导下用穿刺针经腹部向胎膜腔内注入适量的生理盐水，以改善羊水过少的状况。

为什么怀孕8个月的时候总是感觉身体痛？

马大夫答： 这是一种正常现象，孕8月的时候，胎宝宝的身体迅速增长，孕妈妈的肚子明显增大。当孕妈妈站着的时候，向前突出的腹部使得身体重心前移，孕妈妈为了维持身体平衡，身体的上半部分会后仰，长时间后仰造成背部肌肉紧张，从而出现腰背酸痛的症状；而四肢痛一般是因为妊娠期筋膜、肌腱变化，造成软组织变紧并对神经造成压迫，引起疼痛。这些症状不会造成严重后果，无须特殊治疗，分娩后就会自行消失。孕妈妈平常要注意保持端正的站、坐、卧姿势，增强腰背部肌肉的力量，避免长时间站立、行走；四肢疼痛严重时，可在医生指导下进行适当运动。

孕妈妈尿频怎么办？

马大夫答： 到了孕晚期，由于胎头下降压迫膀胱，导致孕妈妈的尿频情况加重，这是妊娠期正常的生理反应。建议孕妈妈要及时排尿，不要憋尿。要合理饮水，每隔2小时喝1次水，每天喝6~8次，每次200毫升左右；但是临睡前一两个小时内不要喝水，也不要吃西瓜、冬瓜等利尿的食物，这样可以减少起夜的次数。如果同时伴有尿急、尿痛，可能是泌尿系统感染的征兆，要多喝温开水，并到医院检查。

Chapter 9

孕9月
控制胎宝宝体重
增长过快

胎宝宝 有话说	下个月我就要见到爸爸妈妈了。妈妈要为此做各种各样的准备工作，来迎接她一生中最难忘的事——我的诞生。
马大夫 温馨提示	此时期胎宝宝的生长发育速度非常快，TA正在为出生做最后的冲刺。孕妈妈的体重也在继续增加，这时会感到疲劳，行动更加不便，食欲因胃部不适也有所下降。但是为了在生产时更加轻松，孕妈妈还是要活动。阴道分泌物和排尿次数都增多了，孕妈妈要注意外阴清洁。

胎宝宝：有表情了

孕9月末期，胎宝宝的身长45~48厘米，体重2200~2500克。胎宝宝的听力已充分发育，还能够表现出喜欢或厌烦的表情。

孕妈妈：尿频、腰背痛等不适再度加重

孕妈妈现在会感到尿意频繁，这是因胎头下降压迫膀胱所致，还会感到骨盆和耻骨联合处酸痛不适，以及手指和脚趾的关节胀痛和腰背痛加重等。这些现象标志着胎宝宝在逐渐下降、慢慢入盆。孕妈妈全身的关节和韧带逐渐松弛，在为分娩做身体上的准备。

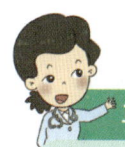

马大夫告诉你

这个月末，孕妈妈的体重增长已达到最高峰。现在需要每周做一次产前检查。如果胎宝宝较小，医生会建议你增加营养；如果胎宝宝已经很大，医生可能会让你控制饮食，避免给分娩造成困难。

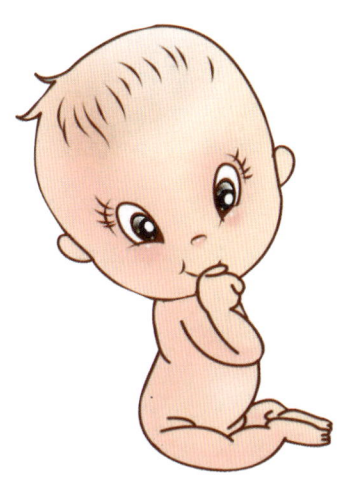

孕9月 饮食宜忌

宜

饮食以量少、丰富、多样为主

孕晚期的饮食应该以量少、丰富、多样为主。饮食的安排应采取少食多餐的方式,多吃富含优质蛋白质、矿物质和维生素的食物,但要适当控制进食的数量,特别是少吃高糖、高脂肪食物。如果此时不加限制,会使胎宝宝生长过大,给分娩带来困难。

要少食多餐,减轻胃部不适

孕晚期胎宝宝的体形迅速增大,孕妈妈的胃受到压迫,饭量也随之减少。有时孕妈妈虽然吃饱了,但并未满足营养的摄入需求,所以应该少食多餐,以减轻胃部不适。

孕妈妈要多摄入蛋、鱼、肉、奶、蔬菜和水果等食物,主要是增加蛋白质和钙、铁的摄入量,以满足胎宝宝的生长需要。饮食宜选择体积小、营养价值高的食物,如动物性食物等,减少谷类食物的摄入量。要注意热量不宜增加过多,还要适当限盐控糖,定期称体重,观察尿量是否正常。

果蔬打成汁,饮用时不过滤

水果和蔬菜可以打汁饮用,但最好不要过滤,否则会滤掉大部分的膳食纤维。

每周吃1~2次菌藻类食物

海藻、菌类食物中的膳食纤维含量较多,孕妈妈可以每周吃1~2次,如海带、木耳、香菇等。

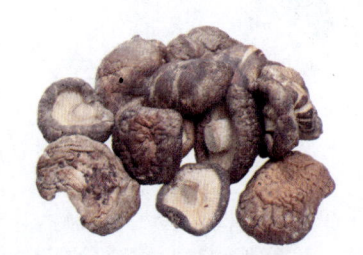

每100克干香菇中膳食纤维含量达31.6克

补充高锌食物帮助分娩

锌能增强与子宫有关的酶的活性,促进子宫收缩,使胎宝宝顺利娩出。在孕晚期,孕妈妈需要多吃一些富含锌的食物,如猪肾、牛瘦肉、海鱼、紫菜、牡蛎、蛤蜊、核桃、花生、栗子等。牡蛎含锌最多,可以适当多食。

补充维生素 C 降低分娩风险

维生素 C 有助于维持胎膜功能稳定,在怀孕前和怀孕期间未能得到足够维生素 C 补充的孕妈妈容易发生胎膜早破。因此,孕妈妈在怀孕期间要补充维生素 C,这样可以降低分娩风险。

在怀孕期间,由于胎宝宝发育占用了不少营养,因此孕妈妈体内的维生素 C 及血浆中的很多营养物质都会减少,应当多吃一些富含维生素 C 的水果和蔬菜,如猕猴桃、橙子和西蓝花等。

适当吃些富含维生素 B_1 的食物

孕 9 月,孕妈妈可适当多吃些富含维生素 B_1 的食物。如果维生素 B_1 不足,易引起孕妈妈呕吐、倦怠、体乏,还可能影响分娩时的子宫收缩,使产程延长,分娩困难。

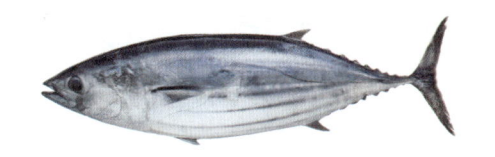

海鱼中的维生素 B_1 含量比较多

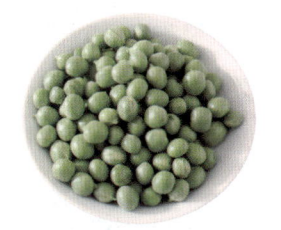

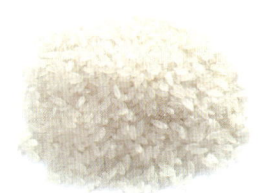

谷类含维生素 B_1 较多

豌豆、蚕豆、毛豆中的维生素 B_1 含量较多

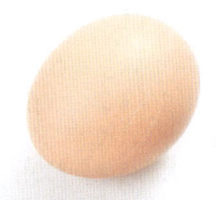

动物性食品中,畜肉、动物内脏、蛋类中的维生素 B_1 含量较多

忌

多吃果脯

果脯蜜饯中含有大量糖分，常吃或吃太多不仅容易影响钙、锌等营养素的吸收，还会引发血糖升高。

无辣不欢

辣椒会刺激肠胃，引起便秘，加快血流量。我们认为，孕妈妈虽然不是绝对禁止吃辣椒，但应适量。

一次喝太多水

孕妈妈胃部容纳食物的空间不多，不要一次性地喝大量的水，以免影响进食。一次性饮用大量的水还不利于排泄，会加重水肿。要继续控制盐的摄入量，以减轻水肿不适。

擅自服用铁剂

对某些孕妈妈来说，孕期单单从饮食中补铁，有时还不能满足身体的需要，出现明显缺铁性贫血的孕妇，应在医生的指导下选择容易吸收的铁剂。

大补人参

研究发现，人参能明显增加机体红细胞膜的流动性，具有明显的抗缺氧作用，有改善血液循环的作用，还能增强心肌收缩力，促进胎宝宝的正常发育。

孕中晚期，如果水肿比较明显，动则气短，可以服用红参，体质偏热者可以服用西洋参。但是，最好在医生的指导下选择服用，不要过量。临近产前，最好不要服用人参，以免引起产后出血。其他人参制剂也应慎服。

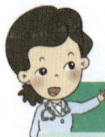

马大夫告诉你

《中国居民膳食指南》建议孕晚期每天饮水量要达到 1700 毫升

充足的饮水量可以促进肠道蠕动，排出肠道内的毒素，防治便秘，有益肠道环境。水分能带走体内多余的尿素、尿酸等，促进排尿，防止尿路感染和尿路结石。如果喝水太少，细菌不能被及时带走，会增加尿路感染的风险。

白开水不含任何防腐剂、糖、色素成分，是补水的极佳选择。但要注意不能喝反复煮沸的开水、未彻底烧开的水及放在保温壶里超过 24 小时的水。水温以不凉不烫为宜，天冷时尤其不能喝凉水，以免刺激胃肠。

孕9月
生活细节宜忌

宜

警惕胎膜早破

所谓胎膜早破，是指孕妈妈还没有到临产期，而突然从阴道流出一种无色无味的水样液体，即羊水。简言之，就是胎膜提前破裂，羊水流出。胎膜早破可刺激子宫，容易引发早产、胎宝宝脐带脱垂，并可能增加胎宝宝感染的风险，导致胎宝宝缺氧。一旦发生胎膜早破，孕妈妈应立即躺下，抬高臀位，并在外阴垫上一片干净的卫生巾，立即赶往医院就诊。

了解临产征兆，不再手忙脚乱

见红、宫缩、破水都是非常有力的临产征兆，这三者没有固定的先后顺序，也并不是所有的孕妈妈都会出现。总之，了解临产先兆，配合个人的自我感觉，随时咨询医生，是最好的选择。

临产征兆一：见红

见红是即将分娩的一大信号，因为胎宝宝即将离开母体，包裹着胎宝宝的包膜开始剥落，于是出血，多表现为阴道血色分泌物。并不是见红了就会立即分娩，一般见红后很快会出现规律性的宫缩，然后进入产程。见红后要做好随时住院的准备。

临产征兆二：宫缩

宫缩也就是阵痛，宫缩规律的时候是进入产程的开始。如果肚子一阵阵发硬、发紧，疼痛无规律，这是胎宝宝向骨盆方向下降所致，属于前期宫缩，可能1小时疼1次，持续几秒转瞬即逝。当宫缩开始有规律，一般初产妇每10~15分钟宫缩1次，经产妇每15~20分钟宫缩1次，并且宫缩程度一阵比一阵强，每次持续时间延长，这就表示进入产程了。

临产征兆三：破水

破水就是包裹胎宝宝的胎膜破裂了，羊水流了出来。破水一般在子宫口打开到胎宝宝头能出来的程度时出现。有的人在生产的时候才破水，有的人破水是临产的第一个征兆。一旦破水，保持平躺，无论有无宫缩或见红，必须立即去医院。

学会缓解分娩疼痛的方法

什么是拉梅兹呼吸法？

拉梅兹呼吸法，即通过控制神经肌肉、产前体操及呼吸技巧等训练，有效地让孕妈妈在分娩时转移疼痛，适度放松肌肉，充满信心地、镇定地面对分娩疼痛，从而达到加速产程并让胎宝宝顺利娩出的目的。

第一阶段：胸部呼吸法

应用时机：当可以感觉到子宫每 5~20 分钟收缩 1 次，每次收缩 30~60 秒的时候。

练习方法：孕妈妈学习由鼻子深深吸一口气，随着子宫收缩开始吐气、吸气，反复进行，直到阵痛停止再恢复正常呼吸。

练习时间：胸部呼吸法是一种不费力且舒服的减痛呼吸方式，每当子宫开始或结束剧烈收缩时使用。

第二阶段："嘶嘶"轻浅呼吸法

应用时机：宫颈开至 3~7 厘米，子宫的收缩变得更加频繁，每 2~4 分钟就会收缩 1 次，每次持续 45~60 秒的时候。

练习方法：用嘴吸入一小口空气并保持轻浅呼吸，让吸入及吐出的气量相等，完全用嘴呼吸，保持呼吸高位在喉咙，发出"嘶嘶"的声音。

练习时间：当子宫开始收缩时，采用胸式深呼吸；当子宫强烈收缩时，采用轻浅呼吸法，收缩开始减缓时恢复胸式深呼吸。练习时由连续 20 秒慢慢加长，直至一次呼吸练习能达到 60 秒。

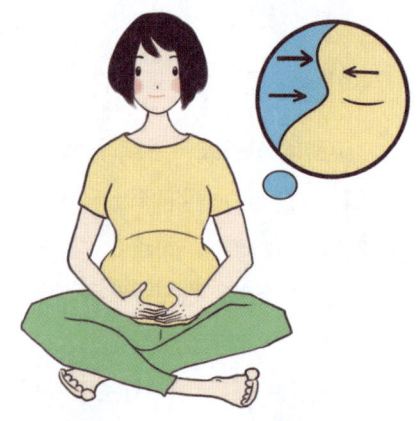

扫一扫
听马大夫说怀孕

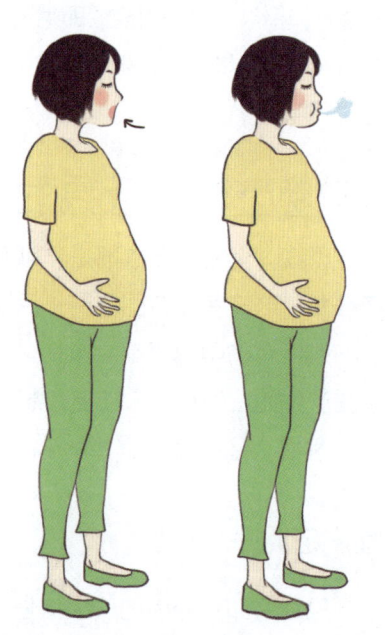

第三阶段：喘息呼吸法

应用时机： 宫颈开至 7~10 厘米，孕妈妈感觉到子宫每 60~90 秒钟就会收缩 1 次，这已经到了产程最激烈、最难控制的阶段了。

练习方法： 孕妈妈先将空气排出后，深吸一口气，接着快速做 4~6 次的短呼气，感觉就像在吹气球，比"嘶嘶"轻浅呼吸还要更浅，也可以根据子宫收缩的程度调控速度。

练习时间： 练习时由一次呼吸练习持续 45 秒慢慢加长至一次呼吸能持续 90 秒。

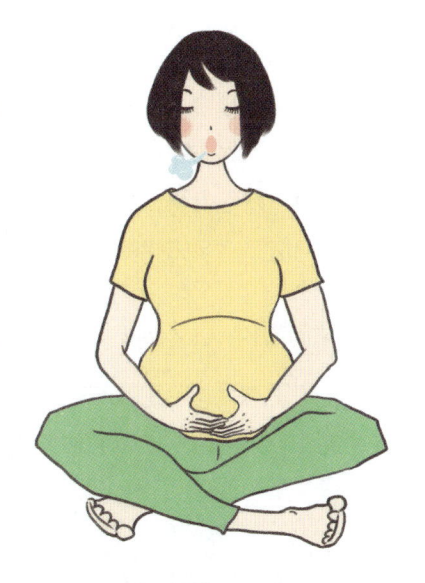

第四阶段：哈气运动

应用时机： 进入第二产程的最后阶段，孕妈妈想用力将宝宝从产道送出，但是此时医生要求不要用力（以免发生阴道撕裂），等待宝宝自己挤出来。

练习方法： 阵痛开始，孕妈妈先深吸一口气，接着短而有力地哈气，如浅吐 1、2、3、4，接着大大地吐出所有的气，就像很用力地吹东西一样。

练习时间： 直到不想用力为止，练习时每次需达 90 秒。

第五阶段：用力推

应用时机： 此时宫颈全开了，助产士也要求产妇在即将看到宝宝头部时用力将其娩出。

练习方法： 产妇下巴前缩，略抬头，用力使肺部的空气压向下腹部，完全放松骨盆肌肉。需要换气时，保持原有姿势，马上把气呼出，同时马上吸满一口气，继续憋气和用力，直到宝宝娩出。当胎头已娩出产道时，产妇可使用短促的呼吸来减缓疼痛。

练习时间： 练习时每次至少要持续 60 秒。

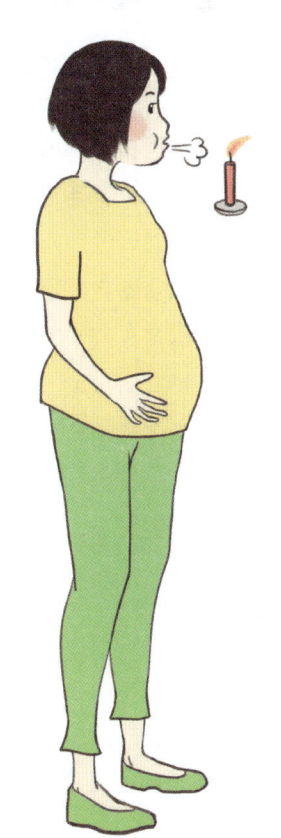

开始安排产假,保持好心情

建议怀孕满 38 周时,在职孕妈妈安排产假,在家中休息。一方面调整身体,另一方面可以为临产做一些物质上的准备。

孕妈妈要保持好心情,因为现在,胎宝宝的大脑已经能将复杂的感情和情绪进行潜在的记忆了,孕妈妈保持良好的精神状态有助于顺产。

孕妈妈体力大减,要注意休息

到了本月,胎宝宝越发大了,孕妈妈挺着大肚子,是一件很费力气的事。孕妈妈一定要注意休息,不要做消耗体力的活。如果要干活,也要慢慢做,如果感到累了,就休息一会儿。

提前了解母乳喂养

当宝宝饿了或新妈妈感到奶胀时就应该喂奶,至于喂奶的持续时间、间隔时间,这是没有具体标准的。一般来说,每日喂乳 8~12 次。当进食的乳量增加后,宝宝的睡眠时间逐渐延长,进食规律也自然形成了。随着宝宝月龄的增大,母乳的分泌量也增多,两次哺乳的间隔时间会逐渐延长。

妈妈给宝宝哺乳时,两侧乳房要轮流来,先从一侧开始,这侧乳房排空后,再喂另一侧。每次哺乳应尽量让宝宝吸奶吸到满足,到 TA 自己放开乳头为止。

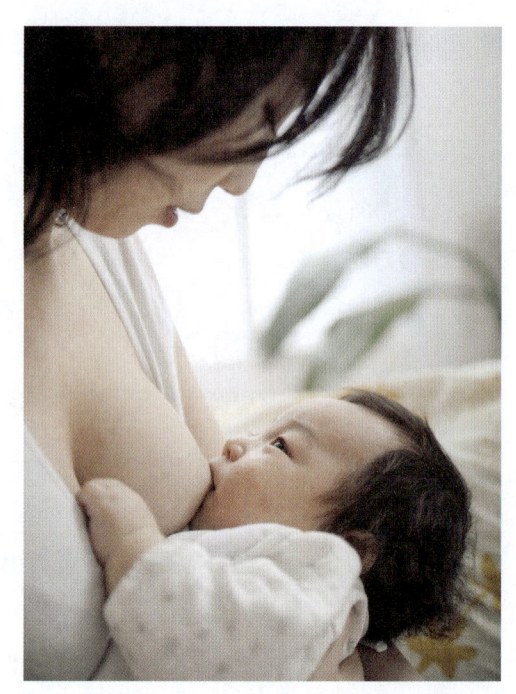

母乳喂养可以增进母子之间的感情

忌

忽视孕晚期心悸

孕晚期过分增大的子宫会增加心脏负担，严重时会造成心悸、心慌、气促不能平卧。如果已经患有妊娠晚期心脏病，症状会更加严重，需要及早就医，防止心力衰竭，威胁母子生命。

不注意胎便污染

胎宝宝在妈妈肚子里也是有便便的，就是从胎宝宝的消化道里排出的绿褐色物质，如果检查时发现羊水呈现出绿褐色，那可能是被胎便污染了，对孕妈妈和胎宝宝的危害很大。想要预防胎便污染，就要在日常生活中避免挤压胎宝宝。

过性生活

孕晚期孕妈妈的肚子明显增大，子宫也增大，对外来刺激非常敏感，性生活容易引起子宫收缩而导致早产或产后大出血，因此孕晚期性生活要节制，以胎宝宝的安全为重。

孕晚期久站

久站很容易出现下肢和外阴部静脉曲张。静脉曲张往往会随着妊娠月份的增加而逐渐加重，越是到了孕晚期，静脉曲张越厉害，而且经产妇会比初产妇更加严重。这主要是因为在怀孕后，子宫和卵巢的血容量增加，以致下肢静脉回流受到影响。增大的子宫压迫盆腔内静脉，也阻碍了下肢静脉的血液回流，使静脉曲张更为严重。

完全无运动

孕晚期身体负担过重，让孕妈妈变得慵懒许多。如果医生没有要求卧床休息，孕妈妈还是要进行适当运动的，增强腹肌、腰肌、盆底肌的力量，锻炼骨盆，帮助顺产。

去拥挤的公共场所

公共场所并不是绝对不能去，但最好不要去那种拥挤嘈杂的地方，这些地方存在着许多对胎宝宝不利的因素，如流感病毒、噪声，而且人多拥挤也容易碰撞到孕妈妈。建议去环境安静的图书馆、咖啡厅、公园等。

孕9月 协和专家会诊室

胎宝宝偏小一周，预产期也会跟着推后吗？

马大夫答： 要知道，预产期并不是那么准确的，宝宝提前2周出生或推后2周出生都是正常的。而且胎宝宝偏小一周也可能是孕期计算错误造成的，不用担心。

34周体重增加了2千克，小腿和脚也肿了，对胎宝宝有影响吗？

马大夫答： 孕前体重正常的孕妈妈，到了孕晚期，一周体重增加不宜超过0.5千克。你一周内体重增加了2千克，如果不是饮食或运动不当，就应该是水肿造成的。水肿发生的原因有很多，一般是子宫压迫下腔静脉，使静脉血液回流受阻造成的，这种情况引起的水肿属于正常现象。但如果肿得特别厉害，建议到医院做个检查，排除其他妊娠疾病。排除其他疾病引起的水肿后，建议你减少饭量，低盐饮食，少食多餐，并减少主食量，增加蔬菜和水果的摄入量，同时注意休息。

羊水过多怎么办？

马大夫答： 在妊娠的任何时期，羊水量如果超过2000毫升，称为"羊水过多"。一般轻度的羊水过多不需要进行特殊的治疗，大多数在短时间内可以自行调节。如果羊水量特别多，医生可能会建议重新做一次糖耐量，排除一下妊娠糖尿病漏诊。羊水过多的孕妈妈日常要注意休息，低盐饮食，要注意预防胎盘早剥、产后出血。

坐我旁边的同事感冒了，我该如何防护？

马大夫答： 如果是这样的话，最好平时戴口罩，或者婉转地跟同事说下，让他注意一点；打开窗户，让房间里多通风，补充新鲜空气；多喝水，提高自身的抵抗力。

孕9月 协和专家会诊室

35周了，晚上小腿总抽筋，我经常喝牛奶补钙，为什么还会这样呢？

马大夫答： 缺钙是引起腿抽筋的一个主要原因，除此之外还有一些原因会引起腿抽筋。

1. 白天走路太多或站立太久，使小腿肌肉疲劳。
2. 环境温度突然改变，晚上过冷，也会引起腿抽筋。
3. 孕妈妈在孕期体重逐渐增加，双腿负担加重，腿部肌肉因受到额外的体重压力而长期处于疲劳状态。
4. 下肢静脉曲张导致下肢局部血液循环不良。

如果发生腿抽筋，可以尽量使小腿绷直、肌肉绷紧或局部按摩小腿肌肉，缓解疼痛症状。同时，因为引起孕期腿抽筋的主要原因是缺钙，所以你可以在医生的指导下补充一些钙剂。

最近腹部总是出现不规律的疼痛，这有什么问题吗？

马大夫答： 随着胎宝宝的长大，孕妈妈的子宫也在逐渐增大，增大的子宫会刺激肋骨下缘，引起孕妈妈肋骨钝痛。一般来讲这是生理性疼痛，不需要特殊治疗，采取左侧卧位有利于缓解疼痛。到了孕晚期，孕妈妈会出现下腹阵痛，在夜间休息时发生而在天明后消失，即假宫缩。如果孕妈妈感到下腹的收缩痛有规律，可能是早产，应及时到医院就诊，切不可拖延时间。

Chapter 10

孕10月 随时准备分娩

胎宝宝有话说 ▸ 我的绝大多数器官都成功地完成了自己的"使命"，只有肺还没有最后"定型"，要在我出生后几小时之内才能建立起正常的呼吸模式。现在，一切准备就绪了，我随时都会出来"报到"，爸爸妈妈，你们做好准备了吗？

马大夫温馨提示 ▸ 在预产期前1周左右，准爸爸最好能随时陪在孕妈妈身边，以防特殊情况出现。即便准爸爸不能时刻陪伴，孕妈妈也不能独处，应有其他人陪护。此外，准爸爸要提前熟悉去医院的路线，在紧急情况下能尽快赶往医院。要把住院需要携带的东西提前准备好。

胎宝宝：长成了漂亮的小人儿

胎宝宝的身长约50厘米，体重2700~3400克，已经完全成形了。胎宝宝的头已经进入骨盆，活动少多了，变成了安静的宝宝。

孕妈妈：即将分娩

这个月孕妈妈会感到下腹坠胀，这是因为胎宝宝在妈妈肚子里的位置下降了。呼吸困难和胃部不适的症状开始缓解了，只是随着体重的增加，孕妈妈的行动越来越不方便。

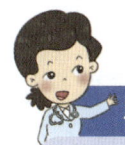

马大夫告诉你

孕妈妈在这几周都会很紧张，有些孕妈妈还会感到心情烦躁、焦急，这是正常现象。要尽量放松，注意休息，密切注意自己的身体变化，随时做好临产准备。

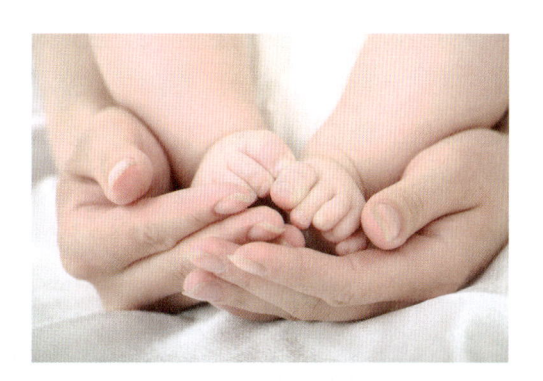

孕 10 月
饮食宜忌

宜

临产前要少食多餐

一般从规律性的宫缩开始，到正式分娩要经历 12 小时以上，而这期间会消耗大量的体能，孕妈妈需要持续不断地补充热量才能有足够的体力生产。这时可以少食多餐，一天安排 4~5 餐，可以勤吃，但不要吃得过饱，否则容易引起腹胀、消化不良，影响生产。

产前宜补充锌

孕妈妈在分娩时主要靠子宫收缩，而子宫肌肉细胞内 ATP 酶的活性取决于产妇的血锌水平。如果缺锌，就会降低子宫的收缩力，增加分娩痛苦和出血量。海鲜含有较多的锌，尤其是牡蛎，它的锌含量最多。

重点补充维生素 B_1，保证热量充足

在这最后一个月里，孕妈妈应补充各类维生素，尤其是维生素 B_1。维生素 B_1 又称"硫胺素"，是一种水溶性维生素，它的主要作用是参与碳水化合物代谢，从而保证人体热量的正常供应。

谷物中含维生素 B_1 较多，豌豆、蚕豆、毛豆等维生素 B_1 的含量较多。此外，猪肉、猪肝、猪心及蛋类等含维生素 B_1 也较多，孕妈妈可适当选择这些食物食用。

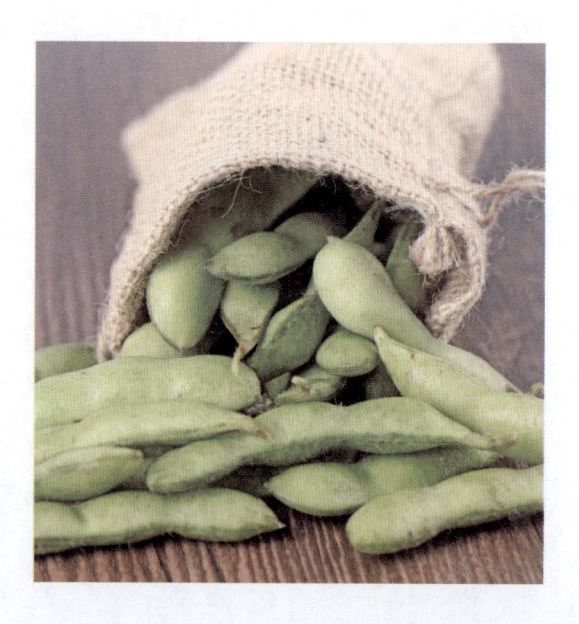

准备好两个产程的饮食

第一产程：孕妈妈尽可能地多吃点东西，以碳水化合物为主，因为碳水化合物能快速提供热量，在胃中停留时间短，不会引起恶心、呕吐等不适。食物要稀软、清淡、易消化，可选择蛋糕、挂面、汤粥等。孕妈妈可以喝点果汁或菜汤等，补充因出汗而流失的水分。

第二产程：由于第二产程需不断用力，孕妈妈要选择高热量、易消化的食物，如牛奶、巧克力等。如孕妈妈不能进食，可通过输葡萄糖、维生素来补充热量。

可以适量补充巧克力

孕妈妈在临产前需要多补充些热量，以保证有足够的力量应对分娩。建议孕妈妈吃些巧克力，营养学家认为巧克力能够快速补充热量，被誉为"助产大力士"。孕妈妈只要在产程中吃一两块巧克力，就能快速补充热量。

每天1根香蕉，防便秘、稳定情绪

这个月，孕妈妈往往既期待又紧张——既盼望分娩的到来，又害怕分娩，再加上晚上睡眠情况不好，孕妈妈很容易产生抑郁情绪。建议孕妈妈每天吃1根香蕉，据研究，香蕉可缓解情绪不安，因它能促进大脑分泌内啡肽；而且香蕉还富含镁，有助于稳定情绪。另外，香蕉本身可以润肠通便，是预防便秘的好食物。

喝些蜂蜜水，可缩短产程

进入孕10月后，孕妈妈可以喝些蜂蜜水，帮助改善自身的体质。具体调理方法为：将蜂蜜用白开水或温水调匀饮用，蜂蜜的量可依照个人的喜好而略有不同。

蜂蜜水有助于缩短产程、减少疼痛。准爸爸可以在待产时先准备一些温热的蜂蜜水，蜂蜜可以多放一些，在孕妈妈阵痛开始、破水开两指之后让她饮用（未破水开两指也可以，两指即2~3厘米）。蜂蜜水对于自然生产的孕妈妈来说，是很有效的助产饮品。

忌

吃难以消化的食物

孕10月，孕妈妈的饮食要少而精，不要吃难以消化的食物，防止胃肠道充盈过度或胀气，以便分娩顺利。分娩过程中消耗水分较多，临产前应吃含水分较多的半流质软食，如肉丝面、肉末蒸蛋、粥等。

剖宫产术前吃东西

一般情况下，剖宫产术前12小时内孕妈妈就不要再进食了。如果进食的话，一方面容易引起孕妈妈的肠道充盈及胀气，影响手术，还有可能会误伤肠道；另一方面，剖宫产出血比自然分娩出血多，孕妈妈身体会很虚弱，发生感染的概率更大，如果孕妈妈因为术前吃东西延长了排气时间，对产后的身体恢复不利。

剖宫产术前喝水

手术前6小时不宜再喝水，因为手术前需要麻醉，麻醉药物对消化系统有影响，可能会引起孕妈妈恶心、呕吐，禁水可以减少这些反应，避免呕吐物进入气管引发危险。

剖宫产术前进补

很多人认为剖宫产出血较多，在进行手术前会吃一些西洋参、人参等补品增强体力。其实这非常不科学，参类补品中的人参皂苷有强心、兴奋的作用，服用后会使孕妈妈大脑兴奋，影响手术的顺利进行。此外，服用人参容易使伤口的渗血时间延长，对伤口的恢复也不利。

剖宫产术前吃易产气的食物

手术前几天孕妈妈尽量少吃易产气的食物，如黄豆、豆浆、红薯等。因为这些食物会在肠道内发酵，产生大量气体导致腹胀，不利于手术的进行。可以适当吃些馄饨、肉丝面、鱼等，但也不能多吃。

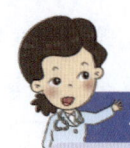

马大夫告诉你

剖宫产的时间选择

无论是哪种原因导致的剖宫产，最佳的手术时间都是39~40周，此时胎宝宝发育最成熟，出生后发生问题的可能性最低。如果孕妈妈患有先兆子痫、胎宝宝存在胎心异常等紧急情况，需要根据情况决定手术时间。

孕10月
生活细节宜忌

宜

准备好待产包

待产包是孕妈妈为生产而准备的各类物品的总称,包括妈妈用品、宝宝用品、住院需要的重要物品。准备待产包物品并非多多益善,而是要合理规划,避免浪费。为此,北京协和医院专家为孕妈妈推荐了实用待产包。

入院时需要携带的物品

①门诊卡(有的医院是需要的,如果有就带上)。
②母婴健康手册。
③围产卡或病历、历次产检报告单(有的医院要求存放在医院统一保管)。
④夫妻身份证复印件。
⑤准备些现金(500元为宜)。
⑥银联卡一张,里面至少要有3000元钱,住院需要押金。
⑦纸、笔、带秒表的手表,用来记录宫缩时间、强度。

住院时宝宝需要的物品

①和尚衣1~2件。
②包被1条。
③宝宝湿巾1包。
④喂奶巾3条。
⑤一次性纸尿裤2包。
⑥润肤油、护臀霜。

住院时孕妈妈需要的物品

准备时,最好能向已在同一家医院分娩的新妈妈打听,列出清单整理。

用品

①产妇专用卫生巾,大、中码各1包。
②抽取式面巾纸2包,抽取式湿纸巾1包。
③毛巾、软毛牙刷、按摩梳子、自己的盆、宝宝的盆。
④带后帮的拖鞋1双。
⑤纱布手帕5~10条。
⑥产妇帽。
⑦杯子、吸奶器、吸管(弯头)。
⑧一次性马桶垫若干,防止产褥期抵抗力过低引起感染。
⑨护肤品。
⑩收腹带、乳头保护罩,一次性防溢乳垫1~2包。

衣物

①哺乳衣2件、哺乳文胸2件。
②前面开口的棉质衣服2套。
③产褥裤2条。
④棉袜2双。

认真规划去医院的路线

在临产前将分娩医院的具体位置，详细到哪条街、哪条路等都记在小本子上。当遇到突然出现阵痛而身边没有家人陪伴的情况时，可以将记录医院详细地址的小本子直接交给司机。此外，为了保证在紧急情况下有车可用，可多记几位司机的电话，并安装好手机打车APP。

了解分娩信息，忘掉恐惧

恐惧会导致肌肉紧张，进而引起疼痛，疼痛造成更大的恐惧，恐惧又引起更加强烈的紧张，紧张又造成疼痛加剧，如此循环不已。一般恐惧都来源于未知，如果孕妈妈能多了解一点分娩信息，就不会感到那么害怕了。

尽管每一位妈妈分娩的具体情况都不尽相同，分娩的经验也因人而异，但是大致上还是有一定规律的。倘若能提前了解分娩的过程、会有的感觉，以及为什么会有这些感觉，等到自己分娩时就比较有自信，不会被轻易吓着了。

扫一扫
听马大夫说怀孕

布置房间，拆洗被褥和衣服

在产前应将房子打扫干净、布置好，要保证房间的采光和通风情况良好，让母子在清洁、安全、舒适的环境中生活。

孕晚期，孕妈妈行动不便，准爸爸要将家中的衣物、被褥、床单、枕巾、枕头拆洗干净，在太阳底下暴晒消毒。

购买婴儿专用洗护用品

购买婴儿沐浴液、婴儿爽身粉等，为宝宝洗澡做好准备。并检查备好的婴儿用品——是否有婴儿衣物、纸尿裤、婴儿床、奶瓶、奶嘴、帽子等，如没有，需及时采购。

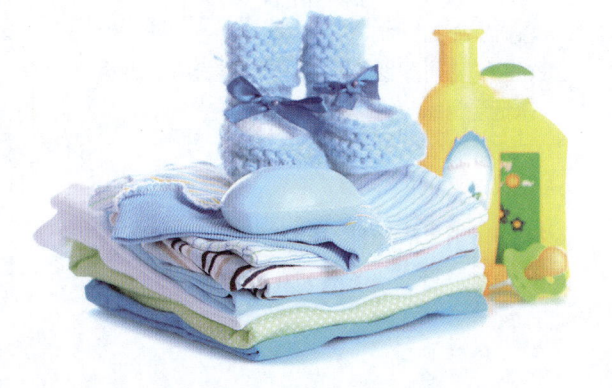

摇摆骨盆，使分娩更顺利

孕妈妈从孕中期开始就应该有意识地锻炼骨盆，增加其肌肉张力，使分娩更顺利。摇摆骨盆可以增加孕妈妈阴道肌肉的弹性，缩短分娩时间，还能促进孕妈妈直肠和阴道区域的血液循环，加强孕妈妈对膀胱的控制，预防痔疮和压力性尿失禁。

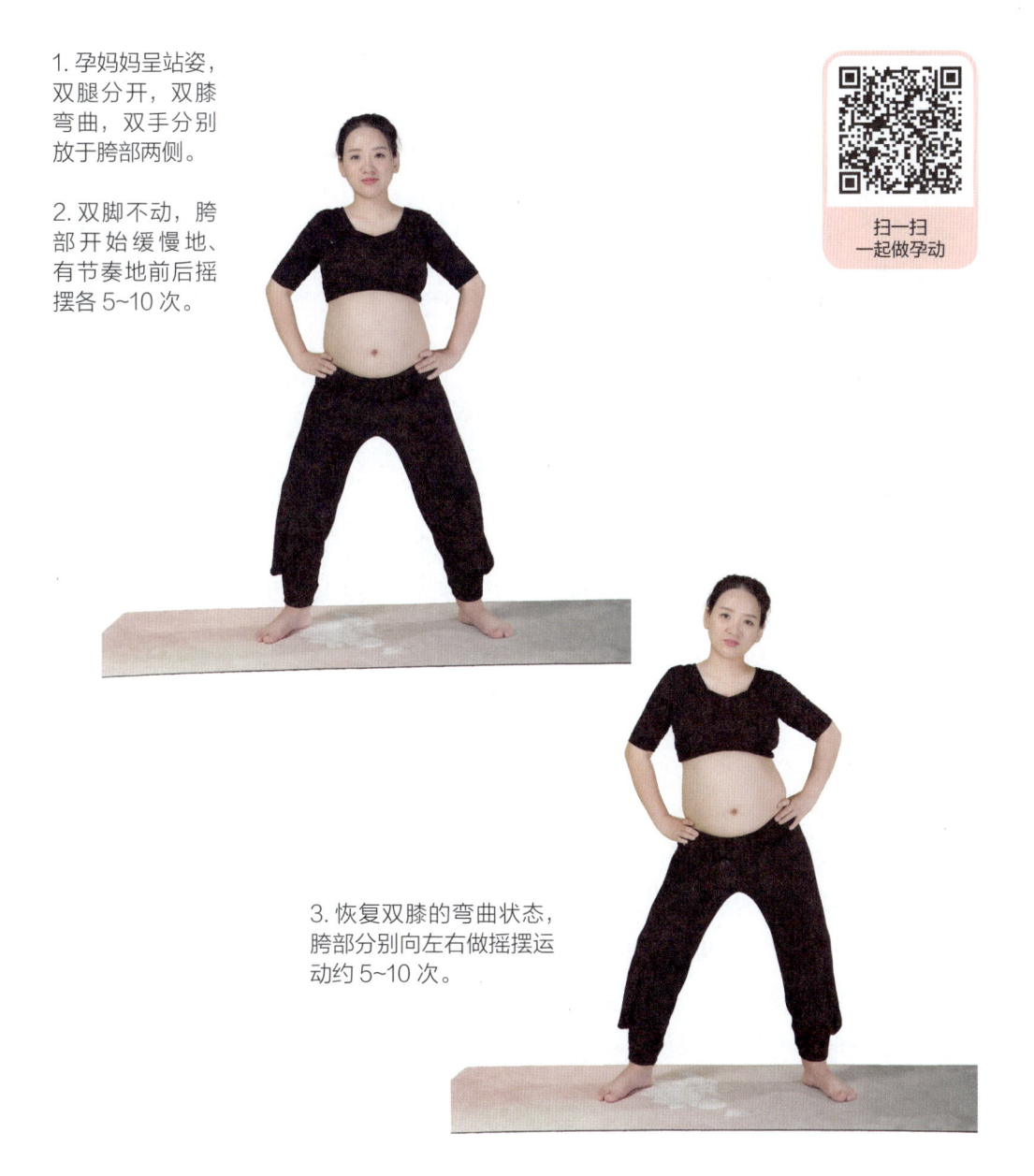

1. 孕妈妈呈站姿，双腿分开，双膝弯曲，双手分别放于胯部两侧。

2. 双脚不动，胯部开始缓慢地、有节奏地前后摇摆各 5~10 次。

扫一扫
一起做孕动

3. 恢复双膝的弯曲状态，胯部分别向左右做摇摆运动约 5~10 次。

忌

过性生活

临产前1个月禁止过性生活。妊娠9个月后，胎宝宝开始向产道方向下降。这时同房，感染的可能性较大，有可能发生羊水外溢。同时，孕晚期子宫比较敏感，受到外界直接刺激，有突发子宫加强收缩而诱发早产的可能。因此，孕晚期的最后1个月要绝对禁止性生活。

去拥挤的公共场所

在这个时期，公共场所并不是绝对不能去，但最好不要去拥挤嘈杂的地方，那里存在着许多对胎宝宝不利的因素。

进行坐浴

怀孕后，胎盘产生了大量的雌激素和孕激素，使阴道上皮细胞通透性增强，脱落细胞增多，宫颈腺体分泌功能增强，阴道分泌物增多，这就改变了阴道的酸碱度，易引起病原菌感染。

到了孕晚期，宫颈短而松，一旦发生生殖道感染，很容易通过松弛的宫颈感染到宫内。生殖道感染增加了软产道裂伤的机会，宫内感染可能会引起胎宝宝感染。如果孕妈妈坐浴，浴后的脏水有可能进入阴道，而阴道的防病能力弱，就容易引起感染，所以孕妈妈这时候不要坐浴。

分娩前未排净大小便

分娩时子宫会进行强有力的收缩，如果肠道内充满粪便或膀胱内留有尿液，会直接影响子宫的收缩程度，进而延长分娩时间，而且胎头长时间压迫膀胱、肛门括约肌，可能会导致孕妈妈在分娩时把大便、尿液和胎宝宝一起排出，这样就会增加胎宝宝感染的概率。孕妈妈待产时要定时排大小便，使肠道和膀胱处于空虚状态。

不过，万一孕妈妈在分娩时出现排便、排尿的情况也不要惊慌，助产医生、护士有足够的经验来应对这些特殊情况，保证母婴的安全。

孕10月 协和专家会诊室

分娩时来不及进医院怎么办？

马大夫答： 对于生产这件事，尽量不要打无准备之战，但是一旦出现意外，来不及去医院，要先打电话给120说明情况，请求派医护人员到家里协助分娩。如果医护人员还没到就已经把孩子生出来了，注意不要自行剪断脐带。因为如果剪脐带的剪刀消毒不彻底，很容易造成细菌感染。

预产期都过了还不生怎么办？

马大夫答： 预产期是指孕40周，临床上在孕38~42周生产都属于正常妊娠范围，达到或超过42周为过期妊娠。过期妊娠易发生胎儿窘迫、羊水减少、分娩困难及产伤，甚至引起胎儿死亡，故应引起重视。如果临近预产期还没有动静，孕妈妈就要加强运动，促使胎儿入盆。如果预产期过了就要到医院就诊，医生会根据情况采用B超检查和药物催生等方法。

阵痛开始后，总有想排便的感觉怎么办？

马大夫答： 当宫口大开、马上要分娩的时候，会有种想排大便的感觉，这是因为胎宝宝在阴道里刺激直肠。如果你不能判断情况，那么每次有便意都要告诉医生，或者在他人陪护下如厕，不要擅自去厕所，避免发生危险。

剖宫产更有利于保持身材吗？

马大夫答： 有的孕妈妈以为顺产的时候骨盆完全打开，以后想恢复身材就非常困难了，而剖宫产虽然挨了一刀，却不会让身材走样。其实这是不科学的。因为骨盆扩大是在孕期就发生的，并不是在生产那一刻才发生；而且顺产的妈妈可以早下床活动，更有利于产后恢复。

Chapter 11

特殊孕妈妈宜忌——也能像正常孕妈妈一样生活

糖尿病孕妈妈 饮食宜忌

宜

平稳控糖"五低两高一适量"

糖尿病孕妈妈只要合理搭配一日三餐，将每天摄入的热量和各种营养素相对均衡地分配到三餐中，坚持"五低两高一适量"原则（五低，即低糖、低脂、低胆固醇、低盐、低热量；两高，即高维生素、高膳食纤维；一适量，即蛋白质适量），就能保证摄取了充足的营养，又能达到控糖的效果。

值得一提的是，当糖尿病孕妈妈把碳水化合物总量压缩后，一定会产生热量缺口，这时当然不能用维生素、钙和蛋白质来补充，而是要选择具有延缓血糖升高作用的碳水化合物食物，如大豆及其制品、粗粮等。建议在糖尿病孕妈妈的一日三餐中，至少有一餐以粗粮为主食。

灵活加餐，不让血糖大起大落

适当加餐，有利于胃肠道的消化吸收，可避免三餐后的血糖水平大幅度升高，还能有效预防低血糖，又不会加重胰腺的负担，但是如何加餐需要掌握技巧。

一般来说，孕妈妈的加餐时间可选择上午9点~10点、下午3点~4点和晚上睡前1小时。加餐的食物可选择水果（在血糖控制好的情况下可适当进食水果，但要控制量）、低糖蔬菜（如黄瓜、番茄、生菜等）。

多选用低血糖指数食物

血糖指数（GI）低的食物包括豆类（如黄豆、绿豆、扁豆、四季豆）、麦麸谷类、糙米、乳类、坚果等。一般来说，同类的食物，或者同一种食物采用不同的烹饪方式，GI也有比较大的差异。比如饭类，糯米饭的GI要高于大米饭，但糯米粥的GI远低于大米粥。另外，同样的原料烹饪时间越长，食物的GI也越高。建议糖尿病孕妈妈在烹饪食物时多用急火煮，少熬炖。

忌

闻糖变色，不吃主食

很多患有糖尿病的孕妈妈错误地以为不吃主食就能控制血糖，这是不科学的。因为主食即碳水化合物产生的葡萄糖是人体主要的热量来源，虽然蛋白质、脂肪在体内也能转化为葡萄糖，但量很少，并且在转化过程中会消耗很多热量，还会产生有害物质。如果不吃主食，身体会动员脂肪产生热量，其结果是产生酮体，不但损害大脑，还有导致酮症酸中毒的可能。

另外，脑神经必须依靠葡萄糖来营养，主食吃少了容易发生低血糖，出现头晕、冷汗、乏力等症状。主食每天要吃够量，糖尿病患者每天主食的热量比例应与普通人相同，为55%~60%。

经常吃纯糖食物及其制品

患有糖尿病的孕妈妈，通常不宜食用白糖、冰糖、蜂蜜，以及含糖糕点、蜜饯、冰淇淋，更不要经常食用。因为这些食物中的碳水化合物在肠道中吸收很快，会使血糖迅速升高，进而对病情产生不利影响。

吃水果无节制

一般来说，糖尿病孕妈妈只有在血糖比较平稳的状态下才可吃水果，且食用时间宜在两餐之间，如果餐后2小时血糖能保持在6.7~7.0毫摩尔/升，可适量进食低糖水果。若血糖水平持续较高，或近期波动较大，则应暂不食用水果。

不渴不喝水

糖尿病患者多饮水，不仅是对体内失水的补充，而且还有改善血运、促进循环、增加代谢及消除酮体等作用。此外，饮水可使血浆渗透压下降或恢复正常，起到降血糖的作用。相反，如果限制饮水，就会加重高渗状态，对病情很不利。

需提醒的是，糖尿病患者因口渴中枢长时间受刺激，对体内缺水的敏感性下降，即使体内已经缺水，往往也没有口渴的感觉。所以，糖尿病患者在无口渴感时，也应适当饮水。

生活细节宜忌

宜

妊娠糖尿病自我检测

孕妈妈如果担心自己患有妊娠糖尿病，可通过下面的内容进行自我检测。如果符合其中的某一条，就要引起注意，尽早做好产前其他各项检查及糖筛。

1. 孕妈妈年龄在 35 周岁以上。
2. 孕妈妈有慢性高血压，反复出现感染。
3. 肥胖，反复自然流产。
4. 妊娠胎宝宝比孕周要大或曾分娩过巨大儿。
5. 羊水过多。
6. 曾有过找不到原因的早产、死胎、死产、新生儿畸形史和死亡史。
7. 近亲中有糖尿病患者。
8. 患有多囊卵巢综合征。
9. 前次怀孕患妊娠糖尿病。

运动后做好血糖监测

运动结束后，要及时测血糖，了解运动对于自身血糖的影响。这对于用药调整和血糖稳定有很大的意义，有条件的患者最好自备一台血糖仪。

运动后除监测血糖外，还要"监测"一下自己的身体状况，如食欲、睡眠等——如果出现不良状况，应该停止运动，接受专业医生的建议和指导。

常活动四肢，预防和延缓糖尿病动脉血管病变

经常活动四肢，能够促进四肢的血液循环，对预防和延缓糖尿病动脉血管病变有很好的效果。糖尿病孕妈妈可以选择在空闲的时间锻炼，全天的任何时间都可以（除了饭后不久），每次锻炼 10 分钟，每天锻炼五六次。

忌

粗粮细做

食物的颗粒大小会对 GI 产生影响——食物颗粒越小，越容易被水解吸收，其 GI 也越高，故食物不宜制作得太精细。

烹饪时间过长

温度越高，水分多，糊化就越好，GI 也越高。

> **孕妈妈经验分享**
>
> 饭要一次盛好，不要一点一点盛饭，否则会在不知不觉间摄入过多的热量。

吃得太快

糖尿病患者摄入的食物量是经计算得来的，其有效营养成分更应被充分地消化吸收和利用，细嚼慢咽有助于控制病情。

运动后马上进食

做完运动后会感觉饿，想尽快吃些东西，以补充运动消耗。但是要注意，运动后腹腔内各器官的血液供应明显减少，胃肠道的蠕动减弱，消化腺的分泌功能也随之下降，如果立即吃东西，会增加消化器官的负担，引起消化功能紊乱。因此，最好在运动结束 30 分钟后再适当进食。

爱用煎炸方式烹饪

煎是指锅中放少量的食用油加热，再把食物放进去使其熟透的一种烹饪方法。通过油煎的食物，脂肪含量较多，会使血糖出现波动，且不利于控制血脂。

炸是用滚沸的食用油给食物加热的一种烹饪方法。吃油炸食品会摄入过多的脂肪，不利于控制血糖，还会增加糖尿病并发血脂异常的概率；且食用油经过高温加热后会变质，反复使用多次会产生大量的致癌物质，不利于身体健康。

因此，糖尿病孕妈妈尽量不要用这两种烹饪方式。

高血压孕妈妈 饮食宜忌

宜

每天盐摄入量控制在 5 克以下

高盐饮食是高血压的一大主因,食盐的主要成分是钠,当人体摄入盐过多时,神经中枢会传达口渴的信号,饮水量增加,而为了将钠保持在正常水平,肾脏会减少排尿,这就使得存留在体内的水分增加。这些水分存在于血液中,导致全身血液循环量增加,血管由此受到强大的压力,血压攀升。此外,体内钠离子增加,还会通过提高血管外围阻力的方式使血压上升。

因此,改变高盐饮食势在必行,《中国居民膳食指南》建议成年人每天摄入盐要低于 5 克,但是减盐并不是单纯只减少食盐的摄入,老抽、榨菜、腐乳等含"隐形盐"的食物也包括在内。

每天摄入 3500 毫克钾,钠钾平衡稳定血压

钠摄入过多是高血压的主要因素,提高钾的摄入量能促进钠排泄,对于防治高血压有重要的意义,建议每天摄入 3500 毫克钾来维持钠钾平衡。虽然钾有排钠的作用,但并不代表无须控盐,钠摄入过多会增加钾的耗损,致使体内钾的储备减少。因此无论是高血压患者还是健康人群,每日吃盐要控制在 5 克以下甚至更少。

补钾好来源(每 100 克可食部含量)

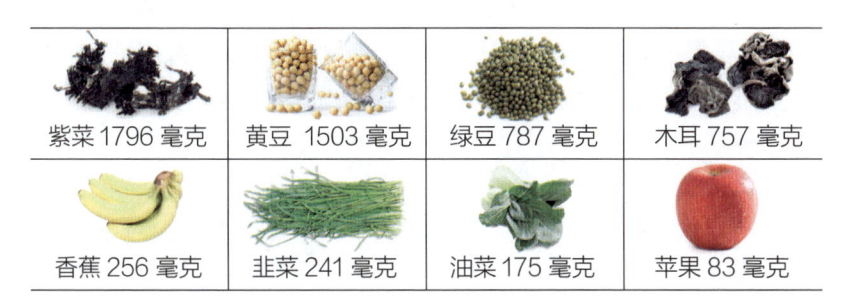

紫菜 1796 毫克	黄豆 1503 毫克	绿豆 787 毫克	木耳 757 毫克
香蕉 256 毫克	韭菜 241 毫克	油菜 175 毫克	苹果 83 毫克

忌

毫无节制进食

妊娠高血压患者要适当控制每日的进食量,不是能吃就吃,无节制进食,应以孕期正常的体重增加标准为目标调整进食量。

饮食太油腻

饮食太过油腻,会增加饱和脂肪酸的含量,使身体的氧化负担过重,造成一氧化氮生物活性降低,这也是造成高血压的重要原因。

增加肾脏的负担

要限制摄入刺激肾脏实质细胞的食物,如含有酒精的各种饮料、过咸的食物、辛辣的调味品。浓鸡汤、肉汤、鱼汤也要少食,避免经代谢后产生过多的尿酸,加重肾脏负担。

日常饮食以清淡为佳,减少盐的摄入量,忌吃咸菜、咸蛋等盐分高的食品。水肿明显者要控制每日盐的摄取量,限制在2~4克。太多的盐分容易使孕妈妈体内潴留更多的水分,导致水肿。

晚餐吃太多

如果晚餐吃得过饱,必然会使胃肠的负担加重。部分蛋白质不能被机体消化吸收,在肠道细菌的作用下会产生有毒物质,加之睡眠时肠道蠕动减慢,相对延长了这些物质在肠道的停留时间,有可能引发大肠癌等多种病症。

夜宵吃得多

晚上可以适当加餐,但是不要吃到撑。夜间进食太多、太频繁,会导致肝脏合成的胆固醇明显增多,并且刺激肝脏制造更多的低密度脂蛋白,使体内血脂突然升高,也会给健康带来多方面的不利影响。

生活细节宜忌

宜

连续几次测量血压居高不下，需引起重视

当你的血压读数高于正常水平，并且连续几次居高不下时，就会引起医生的关注。如果你的血压开始升高了，那你的尿常规检查结果对于接下来的诊断至关重要。

如果你的尿液中没有出现蛋白质，被诊断为妊娠高血压的概率很高；如果你的尿液中有蛋白质，就可能处于子痫的早期阶段，需要更频繁地做产前检查。

> **孕妈妈经验分享**
>
> **放松心态量出最真实的血压**
>
> 有一次，一位孕妈妈和我一起做产检，医生给量血压，测量后她的血压比较高。她告诉我，她一到医院就紧张，心跳加速，但是每次自己量的话，血压都很正常。后来医生要她做24小时血压监护，确认有无慢性高血压的状况；同时自己在家监测，记录血压，来就诊时带上记录单让医生判断。

做好水肿检查，预防妊娠高血压

胎宝宝发育、子宫增大有可能会压迫到下肢静脉，使血液回流受阻，孕妈妈的下肢出现水肿。水肿是孕期疾病的一种表现，它可能是妊娠高血压引起的。这种水肿即使卧床休息也无法消退，需要孕妈妈足够重视。

养足精神，平稳血压

血压容易受烦躁、紧张、激动等不良情绪影响，因此高血压孕妈妈要保持心情舒畅，做到心胸宽阔，豁达乐观，以戒动怒，不要抑郁。

没事儿拍一拍，轻松降血压

研究表明，用手掌轻拍东西可以使血压降低。高血压孕妈妈可以每天用5分钟轻拍大腿或沙发，这样既可以降低血压，还可以减轻忧虑。

忌

生活环境过度清静

保证清静的生活环境对孕妈妈很有好处,但也不是环境越安静越好,没有噪声污染即可。如果人长期处于特别寂静的环境中(小于 10 分贝),能使神经迟钝,产生孤独感,引起不良心理反应,对高血压孕妈妈不利。在非常寂静的环境中,应播放轻音乐,营造出一个适当清静且快乐的环境,才有利于高血压孕妈妈稳定血压。

忽视孕期打呼噜

孕妈妈怀孕第三个月时,上呼吸道开始变窄,加上妊娠中晚期横膈上抬,胸壁重量增加,心肺负担加重,导致肺通气功能减弱,睡觉易打鼾。孕期易打呼噜多数是正常的,不必治疗,生完就好了。但是,如果打呼噜伴随着血压升高和尿蛋白增多,就要警惕是否患有妊娠高血压,最好去医院检查。

晚饭吃得太晚

如果晚饭吃得太晚,饭后不久就要上床睡觉,食物热量来不及消耗就转化成脂肪在体内堆积,身体容易发胖,对高血压、糖尿病患者都无益。晚饭时间最好安排在晚上 5 点~7 点。

吃饭时不专心

不要一边做其他的事(如看电视、听广播或看书)一边吃饭,这样精神不集中,容易在不知不觉中超量进食,同时影响消化。

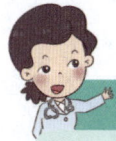

马大夫告诉你

吃饭不专心,肠胃和大脑"两败俱伤"

如果一边吃饭一边看电视、玩手机,大脑用来记忆的部分会变得兴奋,需要充足的养分。为了应付这一情况,正在帮助消化的血液就要分出一部分去给大脑供能,进而影响胃肠道的运动。最终就是"两败俱伤"——妨碍食物消化,营养吸收利用不全面;大脑供血不足,影响记忆力。

高血脂孕妈妈 饮食宜忌

宜

吃对肉，降低脂肪摄入

肉是蛋白质、脂肪、铁等营养素的主要饮食来源，不可或缺。但是吃肉要有所选择，避免饱和脂肪摄入过多，导致血液黏稠度增加、血流变慢等，增加了罹患血脂异常的概率。

与红肉（猪、牛、羊肉）相比，白肉（鱼、鸭、鸡肉等）脂肪含量相对较少，不饱和脂肪酸含量较多，特别是鱼类，含有较多的多不饱和脂肪酸，对于防治血脂异常具有重要作用。因此，白肉可作为肉类的首选，红肉可选择热量偏低的牛肉。

烹饪有技巧，减少肉类脂肪

血脂异常的孕妈妈注意烹饪技巧，有效减少脂肪摄入。

选瘦肉
尽量选脂肪少的瘦肉，少选择五花肉之类夹有脂肪的肉。另外，腊肉、香肠、咸肉等最好少吃。

去油脂
烹饪前，去掉禽肉的皮和畜肉油脂多的部位。

蒸着吃
多用蒸锅或电锅加热，也可以去除一些脂质。

切薄片
将肉切成薄片可以增加表面积，在烹饪过程中油脂更容易去除，进而减少油脂的摄入。

热水焯
油脂多的肉类可以先用热水焯烫一下，捞出后再烹饪。

海鱼是降血脂的好帮手

鱼肉中的不饱和脂肪酸含量高达 70%~80%，是降血脂的好帮手。不饱和脂肪酸以 ω-3 脂肪酸为主，具有降低血液里胆固醇的作用，人体一旦缺失，很容易出现血脂异常。这种物质人体自身不能合成，必须通过食物获得，而 ω-3 脂肪酸的食物来源较少，像我们平常常吃的豆类、谷类及蔬果等，几乎都不含有这种脂肪酸。因此建议每周吃 2 次海鱼，常吃的海鱼有带鱼、黄花鱼、鳕鱼等。

多摄入膳食纤维

膳食纤维能减少肠道对胆固醇的吸收、增加粪便体积和促进肠道蠕动，使胆固醇从身体中排出，起到降血脂的作用；但大量食用可引起大便量及排便次数增多，有排气及腹胀等不良反应。适当增加摄入即可，每天 25~35 克最为理想。

饭前喝汤可控制血脂

对于血脂偏高的孕妈妈，尤其是偏胖的孕妈妈来说，饭前喝汤可有效控制血脂和体重。同时，要想防治血脂异常，应尽量少用高脂肪、高热量的食物做汤，如老母鸡等。如果用它们做汤，在炖汤的过程中要将多余的油脂清理出去。鱼类、去皮的鸡肉、鸭肉、冬瓜、丝瓜、香菇、油菜、魔芋等属于低脂肪食物，可以多用。

忌

食用高油脂食物

血脂高的孕妈妈烹饪时应以植物油为主。核桃、花生、瓜子等含大量的脂肪，不宜经常食用。此外，油炸食品的脂肪含量多，应尽量少吃或不吃。

隐性脂肪

孕妈妈在怀孕期间想控制血脂，应该在日常生活中尽量避免摄入隐性脂肪。

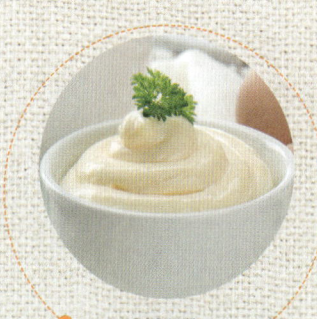

色拉酱

色拉酱不甜腻，其主要原料是色拉油和蛋黄，含有70%的脂肪，很容易过量食用。可以将食材切大块，将生菜充分水洗，以这样的方式来减少色拉酱的使用。

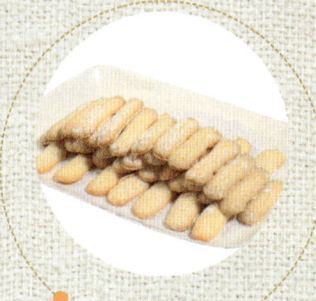

面包和糕点

面包和蛋糕是由黄油和鸡蛋制成的，中式糕点是由大量糖和猪油制作的，都应避免食用。可适量吃点全麦面包或无糖糕点。

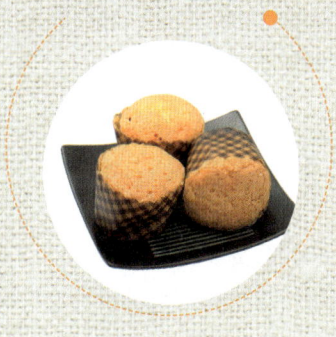

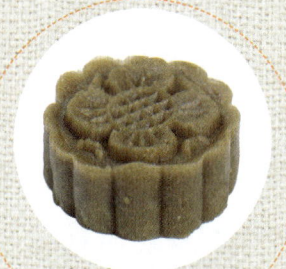

各种馅心食品

市面上售出的冷冻食品，如月饼和汤圆，里面的馅大多是用猪油做的，最好在家里自己做低油的馅料食品吃。

饼干

饼干可口、酥脆，是因为它有油脂，最好食用粗粮无糖饼干。

喝汤速度快

慢慢喝汤会使食物消化吸收的时间延长，感觉到饱时，就会吃得恰到好处。而快速喝汤，等你意识到饱了，可能摄入的食物已经超量了，容易导致肥胖，引起血脂升高。

生活细节宜忌

宜

产前检查做仔细

建议患有高脂血症的女性在孕前做详细的产前检查,如肝功能、体重指数评价等,医生会根据检查结果指导患者的饮食和运动。经过治疗和调理后,可在医生指导下怀孕。而有高脂血症病史的女性在孕期检查时,应和医生主动沟通,定期监测血脂情况。

做舒缓、适宜的运动有助于远离高血脂

运动疗法不仅有益于母子健康,而且可控制高胆固醇血症、高甘油三酯血症及复合性高脂血症。因此,除去有急性并发症、保胎及有妊娠高血压的人,孕妈妈应到室外参加适当运动。运动宜在饭后 1 小时左右进行,持续时间不宜过长,一般 20~30 分钟较合适。运动项目应选择较舒缓不剧烈的,如散步、游泳和太极拳等。

加速体内废物排出

每天吃进去的食物经过消化后,会产生一些有毒物质,如果不能及时排出体外,就会被人体肠道重新吸收,进入血液循环,不仅危害内脏器官,还能诱发血脂异常等。孕妈妈要注意养成良好的排便习惯,食用有助于消化和排便的食物,及时将体内代谢的有毒物质清除出去,避免血脂异常。

每天洗温水澡

温热的水能够让处于紧张状态的交感神经"镇定"下来,这样心率也会慢慢恢复正常,血压自然会下降。洗澡还能促进末梢血管的流通,全身的血液循环也会变得畅通。

甩甩手、跷跷脚，调脂降压

甩手包含了合理运动、情绪调整及工作压力发泄等多方面的作用，能起到行气消痰、调理心肾、沟通阴阳的效果，可以稳定血压，调节脂质代谢。

跷脚时，前脚掌内侧、大脚趾起支撑作用，足少阴肾经、足厥阴肝经和足太阴脾经经过此处，可以帮助按摩足三阴穴，起到温补肾阳、促进血液循环、调节血压的效果。

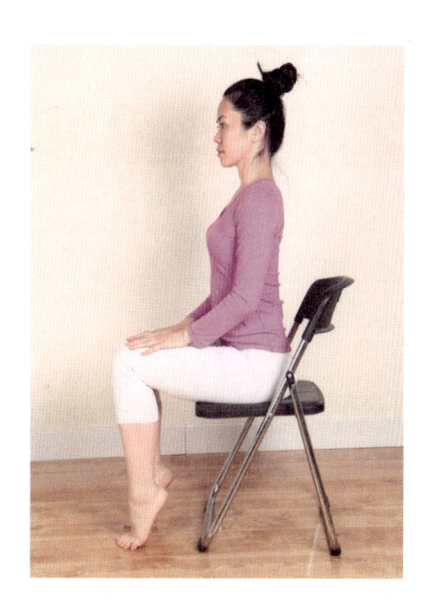

忌

排斥药物疗法

如果饮食管理与运动仍不能控制血脂，可以进行药物治疗，通过阻止胆酸或胆固醇从肠道吸收，促进胆酸或胆固醇随粪便排出达到降脂的效果。

要在医生的指导下，使用既可有效控制血脂，又不影响胎宝宝发育，对母子来说都安全的药物。

情绪过于激动

保持情绪稳定，避免情绪过于激动，是有效防止血脂异常的重要措施。孕妈妈由于受到激素变化的影响，会有情绪波动的情况发生，但要注意控制，避免情绪变化过度。

枕头过高、过软

良好的作息是预防和缓解血脂异常的重要手段，血脂异常孕妈妈应该尽量提高睡眠质量。如果枕头过高，那么血液流向头部的速度会减慢，血流量也会减少。枕头的软硬度要适中，过于松软对头皮压迫面积大，不利于血液循环，同时也存在透气性差的问题，可能存在安全隐患。枕头以荞麦皮的为佳。

乙肝孕妈妈 饮食宜忌

宜

重症乙肝，控制蛋白质

重症乙肝产妇，蛋白质来源可选择豆制品、鸡肉、淡水鱼等脂肪含量少的食物。要严格控制蛋白质摄入，避免因体内有过多的氨而引起血氨增加，诱发肝性脑病。

绿色、红色食物搭配，养好肝

根据中医五行理论，肝属木，而绿色也属木，因此绿色食物可以养肝。适量摄入绿色食物有助于消除疲劳、舒缓肝郁、增强免疫功能，帮助肝脏增强解毒能力。

将绿色食物和红色食物搭配，养肝功效大增。红色食物可补血，孕妈妈多吃红枣、山楂、番茄、苹果、牛肉、羊肉、樱桃等红色食物，将气血补足了，肝血的濡养功能自然也就增强了。

适量增加高膳食纤维食物

对于孕妈妈来说，膳食纤维可以清洁消化道，增强消化功能，防止孕期便秘；同时可稀释食物中的有毒物质和移除脂肪，能有效保护肝脏；还可快速排泄胆固醇，让血液中的血糖和胆固醇控制在最理想的水平。

吃水果要适量、有选择

乙肝孕妈妈每天吃些水果有益健康，但要适量、有选择。水果吃得太多会加重肾脏负担，影响消化吸收，甚至诱发疾病。一般乙肝孕妈妈可以吃苹果、柑橘、葡萄、梨等，而脾胃虚寒泄泻者宜吃火龙果、荔枝、桑葚等。

忌

过多摄入脂肪

慢性乙肝孕妈妈要注意脂肪的摄入，因为摄入脂肪过多会加重肝脏负担，并可引起肝脏脂肪浸润，即肝脏内的脂肪含量增多，脂肪细胞大量充盈于肝细胞内。吃一些蘑菇、香菇、平菇等菌类食物，不仅可以减轻肝脏负担，还可以提高免疫力。

碳水化合物摄入过多

碳水化合物也被称为"糖类"，是为人体提供热量的三种主要的营养素中最廉价的营养素，主要从糖、谷物和薯类中获取。人体可以吸收利用的有效碳水化合物分为单糖、双糖和多糖三大类。碳水化合物摄入过多，一方面容易引起热量过剩；另一方面，过量的糖可以直接转化为甘油三酯，导致肝功能损伤。

盐摄入超量

如果摄入的盐分过多会加重肝脏负担，患有乙肝的孕妈妈应该避免多吃盐。每个人每天盐分的摄入量以5克以下为宜，酱油、豆瓣酱等隐形盐包含在内。

贪吃煎炸食物、甜食

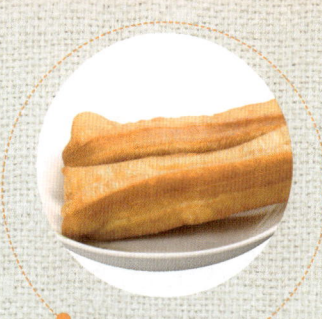

煎炸食物
这些属于高脂肪食物，不宜消化和吸收，会增加肝脏负担。

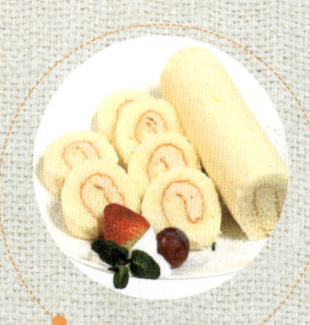

各种甜食
糖容易发酵，会加重胀气，促进肝脏储存脂肪，诱发脂肪肝。

生活细节宜忌

宜

孕前要做乙肝病毒抗原抗体检测

乙肝病毒可以通过胎盘引起宫内感染，或者通过产道引起感染，可能会导致胎宝宝出生后成为乙肝病毒携带者，做此项检测可让备孕妈妈提早知道自己是否携带乙肝病毒。

孕前 9 个月，注射乙肝疫苗

母婴传播是乙型肝炎最重要的感染途径之一。一旦传染给胎宝宝，85%~90% 会发展成慢性乙肝病毒携带者，其中 25% 在成年后会转化成肝硬化或肝癌。为了预防乙肝，并且避免胎宝宝遭乙肝病毒侵害，备孕女性一定要在孕前进行乙肝疫苗接种。按照 0、1、6 的程序注射，即从第一针算起，在 1 个月后注射第 2 针，在第 6 个月时注射第 3 针。

检验结果提示活动性乙肝，要告知儿科医生

孕 25~28 周要进行乙肝抗原检查。如果孕妈妈的乙肝检验结果提示为活动性乙肝，一定要让儿科医生知道。儿科医生可以在乙肝妈妈生下宝宝的 24 小时内，为新生儿注射乙肝免疫球蛋白，以免新生儿遭受感染。

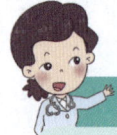

马大夫告诉你

乙肝孕妈妈要分情况而定

如果孕妈妈在孕后 3 个月内发现乙肝，但肝功能正常，那么孕妈妈只要每月复查肝功能就可以。但如果肝功能不良，又有如黄疸、恶心、肝区疼痛等严重的症状，这时只能遵医嘱及时流产，否则母婴都危险。

如果孕妈妈在孕中晚期才发现乙肝，肝功能是好的，症状又不重，胎宝宝可以保留，但要进行严密观察，要经常上医院做检查，医生会根据你的情况给予适当的治疗。

宝宝出生后，要在 24 小时内打 1 支乙肝高效免疫球蛋白，在 1~2 周后遵循医嘱打乙肝疫苗，6 个月大时，再打 1 支乙肝疫苗。保护率高达 97.13%，效果较好。

忌

母乳喂养

乙肝妈妈是否可以母乳喂养，应该咨询医生，具体问题具体分析。如果可以哺喂宝宝，要按照医嘱进行。

无良好的睡眠习惯

肝主藏血，人体内的血液在清醒时遍布全身，维持生计；在睡眠时藏于肝脏，休养生息。所以，保持良好的睡眠，有助于增强肝脏的生理功能。对于孕妈妈来说，充足而良好的睡眠不仅对肝脏有益，还对胎宝宝发育有好处，睡得好，肝血充盈，胎宝宝的身体才会健康。晚上11点到凌晨1点是肝脏代谢的时间，不要错过这个黄金睡眠时间，最好在11点前就寝，12点半前睡着。

不坚持定期复查

如果孕妈妈是乙肝病毒携带者但是肝功能正常，一般情况下，妊娠不会有太大的危险。但如果肝脏已经出现潜在性的伤害，怀孕可能会增加肝脏负担，导致肝脏病变。因此，乙肝孕妈妈要坚持定期复查，至少复查3次肝功能及相关指标，观察能否妊娠，以期达到母婴平安。

劳累过度

不管是体力还是脑力，劳累过度都可能造成肝脏能量供给大量减少，抗病能力降低，会加速乙肝病毒扩散，甚至造成肝功能不可逆转的病变。因此，乙肝孕妈妈要注意休息，劳逸集合，适量运动，以不疲劳、不恶心、不腰困为度，保持良好的生活规律。

抑郁、经常发怒

中医认为"肝为将军之官"，本性喜顺达、舒畅。长期郁愤会导致肝气郁结，肝郁化火，易引起生理功能紊乱。乙肝孕妈妈一定要保持心胸开阔，乐观向上，这样才能减轻病痛，提高身体免疫力，最终母子平安。

多胎孕妈妈 饮食宜忌

宜

按照"三餐两加餐"的饮食规律进食

多胎孕妈妈在怀孕之后,需要的营养物质多于单胎孕妈妈,更应该注重饮食,最好能坚持"三餐两加餐"的原则,三餐之间安排两次加餐,进食一些糕点、饮料(如牛奶、酸奶、鲜榨果汁等)、蔬菜和水果等。

早、中、晚这三次正餐的热量应该占全天总热量的90%,大部分营养素应该安排在三餐中,特别是优质蛋白质、脂肪、碳水化合物这三大营养物质。

加餐的热量一般占到全天总热量的10%,可以吃点核桃、花生、瓜子等坚果或100克的水果(如苹果、桃子、猕猴桃、香蕉、草莓等),再加1份酸奶。

可补充孕妇奶粉

怀有多胞胎的孕妈妈应该储备充足的钙。孕妈妈如果钙的摄入不足,胎宝宝就会从孕妈妈的骨骼中夺钙来满足自身的生长需要,这容易使孕妈妈的血钙水平降低。

要想使孕妈妈有充足的营养,又为胎宝宝的健康成长提供必需的营养,同时还不过量饮食,最好的办法就是喝孕妇奶粉。每天喝一点孕妇奶粉,是孕妈妈最佳的营养补充途径,方便又有效。

适量增加能对抗水肿的食物

在怀孕的中后期,多胎孕妈妈由于身体负担比较重,经常会水肿,这会使怀孕更辛苦,还容易引起妊娠高血压。

为了对抗水肿,孕妈妈需要限制饮食中的盐分摄入,可以借助甜味和酸味来调节食物的味道,还要适量摄入抗水肿的食物,如冬瓜、绿豆等。

适当服用补充剂

多胎孕妈妈更容易出现贫血症状。如果是双胞胎孕妈妈,每天需要摄入 30~60 毫克铁,按医嘱适当补充铁制剂。另外,还需要摄入更多的钙,如果通过食物无法获得足够的钙,建议咨询医生是否需要服用钙片。

马大夫告诉你

不建议人为提高双胞胎概率

一般来说,我们不建议人为提高双胞胎概率,我特别反对使用促排卵药物促成双胞胎,因为这样母婴的并发症发生率高。

忌

营养增加不足

多胎孕妈妈一个人吃的饭要由几个人来分享,因此要比怀一个宝宝的孕妈妈摄取更多的营养,以确保宝宝们正常的生长发育。孕妈妈只有增加足够的体重,才能使宝宝们长到健康的个头,否则会导致早产、宝宝出生体重过轻等问题。这类孕妈妈需要适当多吃一些,饮食上可选择富含蛋白质、钙的食物。

抗拒营养补充剂

多胎孕妈妈需要有更多的热量来满足胎宝宝的需要,每天应吸收 3500 千卡热量。孕妈妈需要摄入足够的蛋白质、维生素,还要在医生的指导下加服铁剂、钙剂、叶酸,以免发生贫血、缺钙等。

多胎孕妈妈不要因为害怕服用过多的营养补充剂而产生抗拒心理。多胎孕妈妈缺乏营养素的情况比较多见,尤其是贫血的概率高达 40%,一定要重视补充营养,不能忽视补充剂的作用。

生活细节宜忌

宜

多胎孕妈妈一定要定期进行产前检查

相比较单胎，怀双胞胎的孕妈妈的产前检查有不同的时间间隔和检查方案。

孕妈妈单胎妊娠常规检查为孕 7 月以前每 4 周检查 1 次，孕 8~9 月每 2 周检查 1 次，孕 10 月每周检查 1 次。双胎妊娠孕妈妈需要在 6~14 周做 B 超检查确认双胎绒毛膜性，及时发现双胎的类型，如是单卵还是双卵，因为不同的绒毛膜性其产检的频率和可能遇到的风险因素是不同的。双胎孕妈妈应按医嘱做好产检。就 B 超来说，双胎孕妈妈应至少每月进行 1 次胎宝宝生长发育的超声评估和脐血流多普勒检测。如果为单卵双胎，或可疑双胎输血综合征时，要增加检查频率，同时，孕晚期需要增加对胎宝宝的超声评估次数。如果有可疑双胎输血综合征时，增加检查频率。

多胎孕妈妈及早住院待产

多胎孕妈妈的子宫要比单胎孕妈妈的子宫增大得迅速和明显，在孕 24 周以后尤为迅速。在孕晚期，多胎孕妈妈很容易出现心慌、呼吸不畅、下肢水肿、静脉曲张等压迫症状。临产时比较容易发生子宫收缩无力而出现滞产，也可能因胎盘早期剥离发生产前出血等症，还可能因子宫过度膨大、胎盘过大而感觉疲惫，因此孕妈妈在孕晚期要特别注意休息，劳逸结合，观察宫缩情况，预防早产。如有症状，怀多胞胎的孕妈妈应及早住院待产，降低母婴并发症的发生概率。

事先咨询医生是否实施剖宫产

怀有多胞胎的孕妈妈在预产期到来之前，应该就是否实施剖宫产的问题咨询医生，并与家人达成一致，做好充分的准备。

虽然自然分娩比较理想，但是为了安全，很多时候多胞胎最终实施的都是剖宫产。

在预产期到来之前，孕妈妈要详细了解这两种分娩方式的知识，了解得越多，准备得越充分，分娩也就越顺利。

适当使用除纹霜，预防妊娠纹

多胎孕妈妈由于腹部较大，比一般的单胎孕妈妈更容易产生妊娠纹，可适度使用除纹霜。它含胶原蛋白成分，可预防肌纤维断裂，从而防止妊娠纹的产生。

使用托腹带

多胎孕妈妈可以在适当的时候使用托腹带，减轻腰部压力，避免因为腹壁变松形成悬垂腹。

托腹带能帮助孕妈妈托起腹部，适用于肚子比较大、比较重，走路的时候需要用手托着肚子的孕妈妈，尤其是连接骨盆的各条韧带发生松弛性疼痛的孕妈妈，托腹带可以对其背部起到支撑作用。

要保证充足的睡眠

为了适应怀孕后产生的身体变化，多胎孕妈妈更应该注意保证充足的睡眠，可适当增加休息和睡眠的时间。一般来说，夜间睡眠至少要保证 8 小时，条件允许的话可增加午睡时间。睡眠时尽量抬高双腿，有助于减轻下肢水肿和静脉曲张。

忌

盲目运动

多胎孕妈妈的运动应该以散步为主，其他的运动方式应在医生的建议下进行。很多医生会建议怀多胞胎的孕妈妈在怀孕 20 周后减少运动量，不能盲目运动，以免造成危险。

如果出现下面的症状，应马上停止运动：

1. 出现宫缩的症状。
2. 感觉到骨盆受到压力。
3. 阴道出血。
4. 出现水肿，特别是脚开始肿胀。

附录　产前记住一些用力要领

产妇在阵痛期间的呼吸要根据宫缩特点，慢慢地、有节奏地进行，这样能有效缓解疼痛。一有宫缩就开始用力，在宫缩疼痛到顶峰时使最大的劲儿。一次宫缩最好能有3次以上的发力过程，这样才是有效的，产妇也不至于白疼一次。即使产妇不知道怎么用力也不要慌张，医生、助产士会指导你用力，共同帮助宝宝娩出。

向下用力：半仰卧位

①手握紧，双膝打开

产妇用力时，双手要紧握产床两边的把手，向上向后用力，两腿尽量分开，膝盖向外侧倾斜，给宝宝出生让道，避免并大腿，否则会导致产道关闭。

②感觉特别想大便的时候，加大用力力度

当腹部用力时，肛门附近会有被压迫的感觉，类似排便。当便意特别强烈时，可加大用力，促进分娩。

③腰不要弯，背部要完全下垂

产妇在遭遇阵痛时，后背和腰部要躺在产床上，可适当弯曲，弯曲程度以你能看见肚脐为宜。如果过度弯曲，会导致产力向身体两侧分散，不利于分娩。

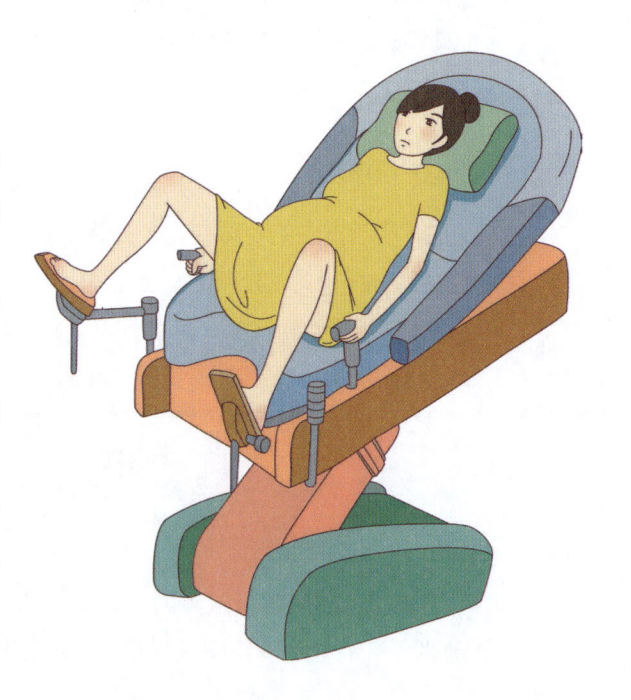

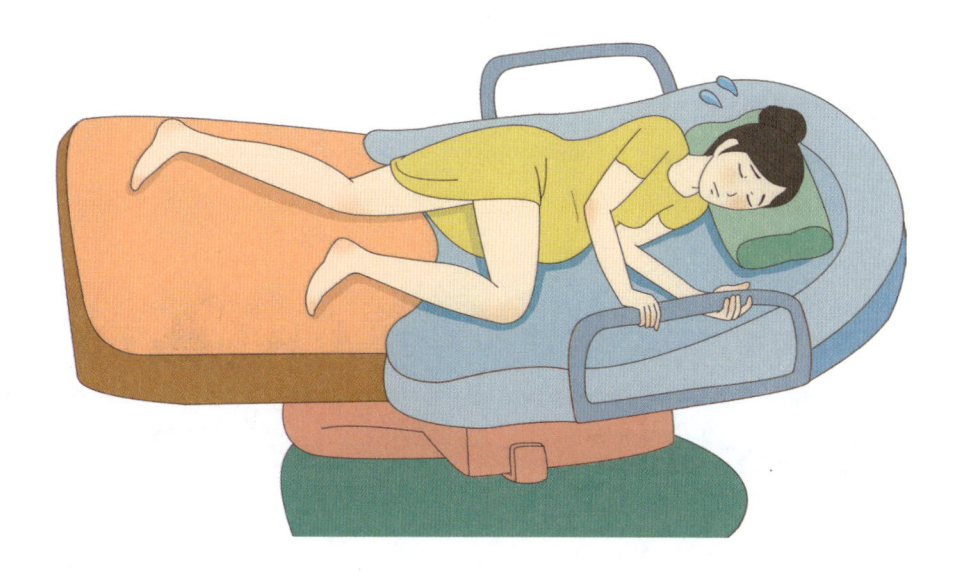

横向用力：侧卧位

①用力蹬脚

当产妇采用侧卧位或半坐卧位分娩时，脚要蹬在墙壁或脚踏板上，这样才方便向下用力。

②感觉后背弓起

当产妇选择侧卧位分娩时，后背弓起能缓解疼痛。

③握紧把手

双手紧握住产床的把手，利用作用力与反作用力的原理协助用力。

练练缩紧阴道的分腿助产运动

缩紧阴道

平躺,吸气,慢慢地从肛门外尽量用力紧缩阴道,注意不要把力量分散到其他部位,吸气时数到8。

呼气,同时慢慢放松下来。重复5次之后放松休息。

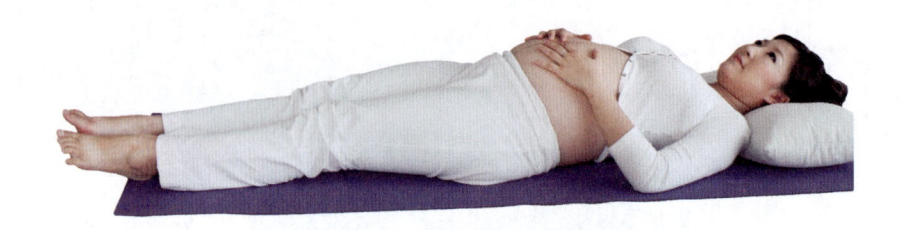

分腿运动

在平躺的姿势下将膝盖向上抬。用嘴慢慢呼气的同时,按住膝盖并抬起上半身。用鼻子吸气并恢复平躺姿势,重复5次之后改向一侧躺。

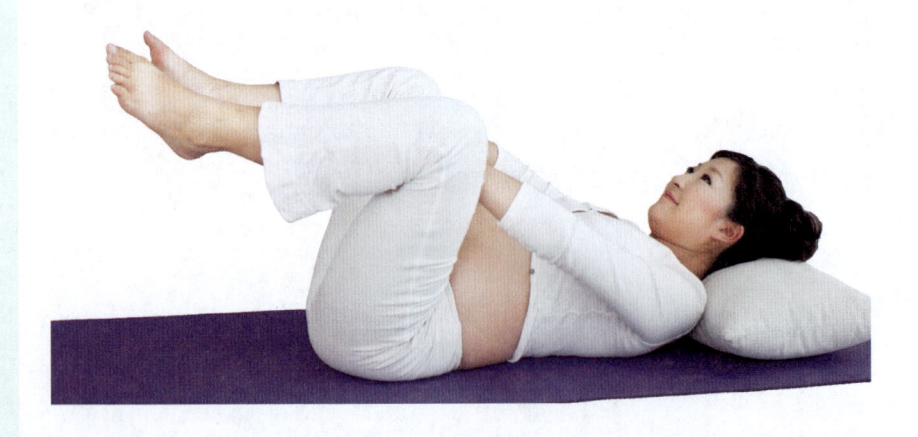